AF543851

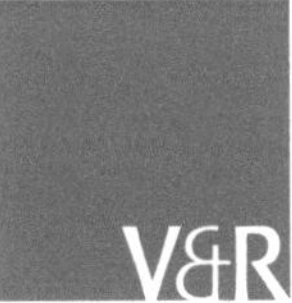
V&R

Leben.Lieben.Arbeiten **SYSTEMISCH BERATEN**

Herausgegeben von
Jochen Schweitzer und
Arist von Schlippe

Wolfgang Hagemann

Begegnungsmedizin – Perspektiven einer systemischen Psychosomatik

Mit einer Abbildung

Vandenhoeck & Ruprecht

Bibliografische Information der Deutschen Nationalbibliothek:
Die Deutsche Nationalbibliothek verzeichnet diese Publikation in der Deutschen Nationalbibliografie; detaillierte bibliografische Daten sind im Internet über https://dnb.de abrufbar.

Umschlagabbildung: Kiryl Lis/shutterstock.com

Satz: SchwabScantechnik, Göttingen
Druck und Bindung: ⊕ Hubert & Co. BuchPartner, Göttingen
Printed in the EU

Vandenhoeck & Ruprecht Verlage | www.vandenhoeck-ruprecht-verlage.com

ISSN 2625-6088
ISBN 978-3-525-40517-8

Inhalt

Zu dieser Buchreihe

Die Reihe »Leben. Lieben. Arbeiten: systemisch beraten« befasst sich mit Herausforderungen menschlicher Existenz und deren Bewältigung. In ihr geht es um Themen, an denen Menschen wachsen oder zerbrechen, zueinanderfinden oder sich entzweien und bei denen Menschen sich gegenseitig unterstützen oder einander das Leben schwermachen können. Manche dieser Herausforderungen (Leben.) haben mit unserer biologischen Existenz, unserem gelebten Leben zu tun, mit Geburt und Tod, Krankheit und Gesundheit, Schicksal und Lebensführung. Andere (Lieben.) betreffen unsere intimen Beziehungen, deren Anfang und deren Ende, Liebe und Hass, Fürsorge und Vernachlässigung, Bindung und Freiheit. Wiederum andere Herausforderungen (Arbeiten.) behandeln planvolle Tätigkeiten, zumeist in Organisationen, wo es um Erwerbsarbeit und ehrenamtliche Arbeit geht, um Struktur und Chaos, um Aufstieg und Abstieg, um Freud und Leid menschlicher Zusammenarbeit in ihren vielen Facetten.

Die Bände dieser Reihe beleuchten anschaulich und kompakt derartige ausgewählte Kontexte, in denen systemische Praxis hilfreich ist. Sie richten sich an Personen, die in ihrer Beratungstätigkeit mit jeweils spezifischen Herausforderungen konfrontiert sind, können aber auch für Betroffene hilfreich sein. Sie bieten Mittel zum Verständnis von Kontexten und geben Werkzeuge zu deren Bearbeitung an die Hand. Sie sind knapp, klar und gut verständlich geschrieben, allgemeine Überlegungen werden mit konkreten Fallbeispielen veranschaulicht und mögliche Wege »vom Problem zu Lösungen« werden skizziert. Auf unter 100 Buchseiten, mit etwas Glück an einem langen Abend oder einem kurzen Wochenende zu lesen, bieten sie zu dem jeweiligen lebensweltlichen Thema einen schnellen Überblick.

Die Buchreihe schließt an unsere Lehrbücher der systemischen Therapie und Beratung an. Unsere Bücher zum systemischen Grundlagenwissen (1996/2012) und zum störungsspezifischen Wissen (2006) fanden und finden weiterhin einen großen Leserkreis. Die aktuelle Reihe erkundet nun das kontextspezifische Wissen der systemischen Beratung. Es passt zu der unendlichen Vielfalt möglicher Kontexte, in denen sich »Leben. Lieben. Arbeiten« vollzieht, dass hier praxisbezogene kritische Analysen gesellschaftlicher Rahmenbedingungen ebenso willkommen sind wie Anregungen für individuelle und für kollektive Lösungswege. Um klinisch relevante Störungen, um systemische Theoriekonzepte und um spezifische beraterische Techniken geht es in diesen Bänden (nur) insoweit, als sie zum Verständnis und zur Bearbeitung der jeweiligen Herausforderungen bedeutsam sind.

Wir laden Sie als Leserin und Leser ein, uns bei diesen Exkursionen zu begleiten.

Jochen Schweitzer und Arist von Schlippe

Vorwort von Arist von Schlippe

Die medizinische Versorgung in Deutschland gilt weltweit nicht zu Unrecht in vielfacher Hinsicht als vorbildlich. Doch weist unser hochgradig institutionalisiertes und von vielfältigen Regelsystemen durchzogenes Gesundheitssystem auch Schattenseiten auf. So sind die dort tätigen Personen auf standardisierte Abläufe festgelegt, die ihnen kaum Spielräume bieten. Das ist zunächst auch nicht falsch, handelt es sich doch um Standards einer hoch entwickelten und anerkannten Schulmedizin, und es ist sinnvoll, sich an diesen zu orientieren. Doch wenn es darum geht, Konzepte zu realisieren, die über die Schulmedizin hinausgehen, wenn also neben der Orientierung an bewährten Standards neue, andere Wege gesucht werden, wie Patientinnen und Patienten im Heilungsprozess unterstützt werden können, dann stößt man im Rahmen der etablierten Versorgung schnell an Grenzen, nicht zuletzt finanzielle Grenzen: Wer soll das alles bezahlen?

Insbesondere wenn neben der rein organmedizinischen Versorgung psychosomatische und psychiatrische Fragestellungen im Fokus stehen, stellt sich die Frage, ob die skizzierten Grenzen nicht auch erhebliche Einschränkungen nach sich ziehen. Denn zusätzlich zum Blick auf den Körper geht es auch um die Beziehung, die ein Mensch zu sich selbst pflegt, und die Haltung, die er zum eigenen Leben und zu den Menschen seines sozialen Nahraums entwickelt hat. Es gilt, die Gesamtheit einer Existenz und um die vielen damit verbundenen Lebensthemen in einer Behandlung zu berücksichtigen. Aus der Perspektive der modernen Medizin allein kann das nur unzureichend geschehen.

In allen Bereichen der Versorgung ist das Ziel, Behandlungsformen anzubieten, die garantieren, dass Patientinnen und Patienten nach den derzeit geltenden Regeln der Kunst, also »lege artis« behandelt werden. Doch wie können Strukturen aussehen, in denen es möglich wird, darüber hinauszugehen? Wie können Konzepte mit einbezogen werden, die mehr sind als Krankenbehandlung, und die diese existenzielle Seite mit in den Blick nehmen?

Genau solch eine Konzeption stellt dieses Buch vor: das Konzept der »Begegnungsmedizin«, wie es an der Röher Parkklinik verwirklicht wird, bietet einen besonderen Zugang zu den Betroffenen an, einen, in dem durch die therapeutische Beziehung und die Beziehungen innerhalb der therapeutischen Gemeinschaft ein besonderer Rahmen aufgespannt wird, der die Chancen für die Selbstorganisation konstruktiver seelischer Prozesse erhöht und damit Heilung erleichtert. Hier wird über die unmittelbare Behandlung einer Krankheit, die irgendwie *innerhalb* einer Person verortet wird, hinausgegangen. Es wird eine Vielzahl an »disziplinären Scheinwerfern« eingeschaltet, um die Geschichten, mit denen ein betroffener Mensch in der Klinik um Hilfe nachsucht, aus einer Vielzahl möglicher Perspektiven – eben »multimodal« – zu beleuchten und zu verstehen.

Ein solches Vorgehen stellt besondere Herausforderungen an das Personal und an die Einrichtung als Ganzes. Es ist wohl nicht zufällig, dass eine Privatklinik als Organisationsform gewählt wurde, um diese Konzepte zu verwirklichen. Die Tatsache, dass es sich zugleich um ein Familienunternehmen handelt, ist hier besonders hervorzuheben. Offenbar braucht es die Risikobereitschaft und den Mut einer unternehmerischen Familie und die Struktur eines privatwirtschaftlich ausgerichteten Unternehmens, um zumindest teilweise über die Grenzen unseres Gesundheitssystems hinauszugehen, und auch um zumindest teilweise Neuland betreten zu können. Die hier vorgestellten Konzepte sind jedenfalls alles andere als Standard. Wir leben gegenwärtig in einer Kultur, die sich zunehmend auf quantitative Kennwerte bezieht und nur noch gelten lässt, was zählbar und messbar ist. Hier bietet dieses Buch ein erfreuliches Gegengewicht. Es werden therapeutische Qualitäten vorgestellt und vertreten, die sich nicht so einfach messen lassen, die aber dennoch hoch bedeutsam sind und von hoher Professionalität zeugen – wie etwa die persönliche Begegnung, die Weisheit der Gruppe und eine systemische Sicht auf seelische Phänomene.

Ich wünsche diesem mutig geschriebenen Buch viele Leserinnen und Leser, die sich anregen und ermutigen lassen, die konzeptionellen Grenzen, innerhalb derer wir uns alle bewegen, nicht etwa aufzugeben, sondern sie als Ausgangspunkt zu nehmen und immer wieder zu überschreiten. Wer Gewohntes tut, erfährt Sicherheit. Wer Ungewohntes tut, betritt Neuland. Wir brauchen beides!

Arist von Schlippe

Vorwort von Tom Levold

Dass die therapeutische Beziehung der wichtigste Wirkfaktor für das Gelingen eines psychotherapeutischen Prozesses ist, ist längst zu einem Allgemeinplatz geworden. Wie diese Erfolgsbedingung aber tatsächlich in der stationären Psychotherapie unter den Bedingungen ihrer zunehmenden Ökonomisierung und Verregelung, der Verknappung von Zeit und Personal sowie nicht zuletzt im Kontext eines allgemeinen und dominanten linearen und biomedizinischen Verständnisses individueller und zwischenmenschlicher Probleme zum Tragen kommen kann, ist eine Frage, die sich mir als klinischer Supervisor, Therapeut und Organisationsberater in der Praxis immer wieder von Neuem stellt. Nicht vielen Kliniken gelingt es, die damit verbundenen fachlichen, ökonomischen und sozialen Herausforderungen auf eine Weise zu meistern, die für die Patienten, die Organisation und die Mitarbeiter gleichermaßen bekömmlich ist.

Dieses Buch zeigt, wie gute stationäre Psychotherapie auch unter diesen schwierigen Bedingungen gelingen kann. Es beschreibt die Arbeit einer Klinik für Psychosomatik, Psychiatrie und Psychotherapie, deren Arbeit ich seit langen Jahren als Supervisor verbunden bin. Deshalb habe ich mich über die Einladung gefreut, dieses Vorwort zu verfassen. Wolfgang Hagemann, den Autor und Klinikgründer, habe ich bereits in den 1990er Jahren kennengelernt, als seine Klinik noch eine Vision war, die er dann in den Folgejahren mit beeindruckender Hartnäckigkeit und Zielstrebigkeit in die Tat umsetzen konnte.

Sein Konzept einer »Begegnungsmedizin« bringt das Selbstverständnis der therapeutischen Arbeit dieser Klinik auf den Punkt: ein Begriff, der seine Wurzeln in der anthroposophischen Medizin hat, aber auch an systemische Konzepte des »Fallverstehens in der Begegnung« sensu Hildenbrand und Welter-Enderlin anschlussfähig ist. Aus dieser Perspektive lassen sich psychosoziale Probleme und Konflikte als Störungen der Beziehungsgestaltung beschreiben, Heilung in diesem Sinne ist primär »Heilung durch Begegnung« (Helm Stierlin) in einem multiprofessionell gestalteten Beziehungskontext. Sie ermöglicht den Patientinnen und Patienten, neue und weniger leidvolle Beziehungserfahrungen in der Begegnung mit den verschiedenen professionellen Fachkräften – und der neuen Begegnung mit sich selbst – zu entwickeln. Dieser Erweiterung der Beziehungserfahrungen der Klinikbesucher gilt der gesamte Einsatz der fachlichen, personalen und organisatorischen Ressourcen. Tägliche Einzel- und Gruppentherapien sowie eine Vielfalt von therapeutischen Ansätzen und Formaten schaffen eine gute und breite Basis zur Anregung von Veränderungsprozessen.

Begegnung ist aber auch das Stichwort für die Zusammenarbeit im therapeutischen und pflegerischen Team. Neben den notwendigen alltäglichen Besprechungen zur Abklärung von Entscheidungen und Koordination von Aufgaben sollen die Teamsitzungen allen Beteiligten Gelegenheit zum Austausch über die eigenen Erfahrungen im therapeutischen Prozess, die Reflexion des eigenen Handelns und die Entwicklung gemeinsamer Vorgehensweisen bieten. Wie in jeder Organisation sind auch hier Entscheidungsmöglichkeiten und Verantwortlichkeiten unterschiedlich verteilt, müssen Prozesse unter Zeitdruck abgekürzt und gestrafft werden – die Konflikte, die sich daraus immer wieder ergeben können, werden aber selbst wieder zum Gegenstand von Reflexionen auf Augenhöhe, u. a. in den verschiedenen Supervisionen. Als Supervisor des Gesamtteams bin ich immer wieder beeindruckt von dem Einsatz und der hohen Motivation aller Organisationsmitglieder, auch in Krisen- und Konfliktphasen um gemeinsame Lösungen zu ringen und zu einer solidarischen Haltung zu finden.

Schließlich ist diese Klinik aber nicht nur ein Krankenhaus, sondern auch ein Familienunternehmen, das viele typische Erfahrungen mit anderen Familienunternehmen teilt. Gerade wurde mit der Übergabe der ärztlichen Leitung wie der Geschäftsführung an die nächste Generation innerhalb der Familie ein gelungener Nachfolgeprozess beispielhaft gestaltet. Er wurde sorgfältig vorbereitet und schrittweise in einer ausreichenden Zeit umgesetzt. Die Familie ließ sich dabei durch eine externe systemische Beratung begleiten. Der Unsicherheit, die dieser Wandel notwendigerweise im Gesamtteam auslöste, wurde ebenso wie den emotionalen Reaktionen in Hinblick auf den Abschied vom Alten und die Erwartung des unbekannten Neuen in vielen gemeinsamen Sitzungen der notwendige Platz eingeräumt, so dass der Wandel gemeinsam mit allen vollzogen werden konnte. Auch hier verbindet sich die organisationale Logik mit dem Anspruch einer begegnungsorientierten Bewältigung von Herausforderungen aller Art.

Ich frage mich gelegentlich, ob ich eine Einrichtung, die ich als Supervisor begleite, gern selbst als Klient oder Patient in Anspruch nehmen würde. Diese Frage kann ich hier nur bejahen. Dass diese Klinik, gerade weil sie ein solch elaboriertes Konzept verfolgt, in einem System der Zwei-Klassen-Medizin nur als Privatklinik erfolgreich existieren kann, ist die bittere Kehrseite. Menschen in der Krise wäre mehr geholfen, wenn dieses Konzept ein Leitbild für die gesamte stationäre psychiatrische und psychotherapeutische Versorgung sein könnte. Deshalb wünsche ich diesem Buch viele Leserinnen und Leser aus dem gesamten Spektrum unseres Gesundheitssystems und seinen Ideen eine entsprechende Verbreitung.

Tom Levold

Einleitung

> »Der Mensch ist des Menschen beste Medizin.«
> (Paracelsus zugeschrieben)

Die Psychosomatische Medizin und Psychotherapie – zuvor Psychotherapeutische Medizin genannt – existiert als eigenes Fachgebiet seit 2003 (Bundesärztekammer, 2003). Akutkliniken mit diesem Schwerpunkt, die nicht Teil einer psychiatrischen Einrichtung sind, etablierten sich in der Folgezeit erst allmählich (von Uexküll, 2003, S. 1330). Detaillierte Beschreibungen über die spezifische Vorgehensweise und die sich daraus ableitenden Abläufe in einer solchen Klinik gibt es bisher kaum. Als die in diesem Buch als Beispiel angeführte Klinik und Tagesklinik für Psychosomatik, Psychiatrie und Psychotherapie, die Röher Parkklinik, 1996 gegründet wurde, wurde auf der Suche nach einem geeigneten Konzept die »Begegnungsmedizin« entwickelt. Hinter dem Konzept steht ein Team, zu dem auch ich gehörte, so dass ich im Folgenden stets von »wir« und »uns« spreche, wenn ich das Vorgehen in der Klinik erläutere.

Der Begriff »Begegnungsmedizin« wird schon länger in der anthroposophischen Medizin und auch von einzelnen psychosomatischen Kliniken verwendet. Eine Konzeptualisierung für die Umsetzung der Begegnungsmedizin in einem klinischen Kontext steht noch aus. Dieses Buch möchte dazu einen Beitrag leisten. Der Begriff »Begegnungsmedizin« entspricht mehr dem klinischen Handeln als der Begriff der »Beziehungsmedizin«, wie die Psychosomatische Medizin auch genannt wird. In der Begegnungsmedizin wird die »Wir-Bildung« fokussiert, also die Art und Weise, wie ein beziehungskranker Mensch

Kontakt aufnimmt, in Beziehung tritt. Wie gestaltet ein Mensch seine Beziehungen, etwa zu seinen Eltern? Wie wird seine Art der Beziehungsaufnahme im therapeutischen Raum vom Team erlebt?

Zentraler Bestandteil des Konzeptes der Begegnungsmedizin, wie es das Team in der Röher Parkklinik versteht, ist, dass die Begegnungen zu Patientinnen und Patienten in einer Weise geführt werden, dass Beziehungen wieder emotional tragend werden, dass in den primär bedeutsamen innerfamiliären und engen Freundesbeziehungen ein intimer Dialog wieder gelingt, die primären Bedürfnisse befriedigt werden und die individuelle Lebensfreude des Einzelnen für alle auch einen gemeinsamen Nenner kennt.

Als wir das integrative Behandlungskonzept der Begegnungsmedizin für eine klinische Psychosomatik entwickelten, stellten wir die therapeutische Gemeinschaft in den Mittelpunkt. Zudem schien uns eine systemische Haltung in der Leitung wie auch ein systemisches Krankheitsverständnis in einer solchen Einrichtung unerlässlich. Das hat sich bis heute nicht geändert. Was kennzeichnet ein systemisches Krankheitsverständnis? Wir verstehen mit Jochen Schweitzer und Arist von Schlippe Krankheit nicht als ein persönliches Merkmal, sondern vielmehr als eine Interaktion, die stört, an der gelitten wird:

»Ein besonderer Beitrag eines systemischen Verständnisses von Krankheit ist es, diese nicht als ein persönliches Merkmal anzusehen, das ein einzelner Mensch für sich allein hat (›ich habe ein Magengeschwür‹), mit dem er ganz im Sinne einer dominierenden Eigenschaft identisch ist (›Ich bin ein Angstneurotiker‹, ›Ich bin ein Asthmatiker‹) oder auf das er von anderen reduziert werden kann (›Die Fraktur auf Zimmer 13‹). Vielmehr wird eine Krankheit als Teil einer größeren, je nach Perspektive als störend oder auch gestört erlebten Interaktion angesehen, an der eine oder mehrere Personen so sehr leiden, dass ihnen Krankheitswert zugeschrieben wird« (Schweitzer u. von Schlippe, 2014, S. 15).

Begegnungsmedizin, wie wir sie in unserer Institution realisieren, wird den Anforderungen an eine professionelle individuelle Behandlung in einer psychosomatischen Klinik gerecht. Nicht einzeltherapeutische Konzepte werden als zentral wirksames Agens gesehen, sondern der Aufbau von Selbstwert steigernden und Autonomie fördernden Begegnungen mit allen Menschen innerhalb der Gemeinschaft. Aktuelle Krisen und Konflikte im Zusammenleben werden bei uns erkennbar gemacht und bearbeitet. Die Interaktionen untereinander werden jeweils von den Menschen geprägt, die aktuell dazugehören. Menschen durchlaufen ihre persönlichen Krisen und Konflikte innerhalb und außerhalb des Systems der Klinik, das seinerseits diese Dynamiken sensibel wahrnimmt und den Einzelnen fordert und fördert, je nach seiner aktuellen Situation.

Unterschiedliche Sichtweisen aus der Tiefenpsychologie, der Verhaltenstherapie, der systemischen Therapie und der humanistischen Psychologie bereichern das Verständnis von intrapsychischen Zusammenhängen und ermöglichen differenzierte therapeutische Vorgehensweisen. Sie fordern zu ständigem gemeinsamen Suchen nach einem auf den Einzelfall bezogenen integrativen Ansatz heraus (im Sinne von Grawe, Donati u. Bernauer, 1994) und gehören zu einem guten Konzept einer psychosomatischen Klinik.

Neben dem systemischen Krankheitsverständnis zeichnet die Begegnungsmedizin auch die systemische Haltung des Leitungspersonals aus. Für die Entwicklung einer therapeutischen Gemeinschaft ist es eine wichtige Voraussetzung, dass die Leitenden über eine systemische Zusatzqualifikation verfügen, wie das etwa auch in unserer Klinik der Fall ist. Unerlässlich ist auch eine regelmäßige systemische Supervision des Leitungsteams mit Fokus auf Krisen und Konflikte. Der Schwerpunkt liegt im Alltag allzu oft auf der Bewältigung von akuten Problemen und droht, blind zu machen für die Begegnungen und ihr Potenzial. Dem gilt es vorzubeugen.

Es werden im Verlaufe des Buchs mehrere Fallbeispiele aufgeführt, jedoch nicht jeweils als für sich abgeschlossene Geschichten, sondern in verschiedenen Facetten, um jeweils bestimmte Aspekte zu illustrieren. Die Leserschaft wird einigen Personen deshalb mehrfach begegnen. Alle Fallgeschichten wurden anonymisiert.

1 Eine Klinik als Familienunternehmen

Unsere Klinik besteht aus 19 Klinikbetten und 20 tagesklinischen Behandlungsplätzen. Von 2006 bis 2018 hatte ich als Gründer der Klinik die therapeutische Leitung inne, meine Ehefrau leitete die Geschäfte. Im Januar 2018 übernahm mein Sohn die medizinische Leitung, ab 2019 stieg ein Schwiegersohn von mir in die Geschäftsleitung ein. Im Herbst 2019 wurde von den Nachfolgern eine zweite Klink an einem anderen Standort in ähnlicher Größe mit einem Schwerpunkt auf psychosomatische Schmerztherapie eröffnet.

1.1 Start

Die erste Zeit der Klinik war für alle Beteiligten spannend, der intensive Austausch war gut für die Teambildung: »Wir haben gespürt, dass die Klinik nicht nur der Arbeitgeber ist, sondern wir die Klinik sind. Jeder konnte seine eigenen Ideen und seine Persönlichkeit mit einbringen,« erinnert sich ein Teammitglied an diese Zeit, »wir waren sehr damit beschäftigt, uns zu finden. Wir kamen ja aus ganz unterschiedlichen beruflichen Tätigkeitsfeldern der somatischen Krankenpflege sowie auch der Altenpflege. Und da war es gut, sich über Psychosomatik, und was der Einzelne darunter verstand, auszutauschen. Anfänglich hatten wir auch experimentiert, z. B. wurde eine Künstlerin engagiert, die einen Töpferkurs anbot.« Eine Krankenschwester kündigte in der Anfangsphase, weil sie zwar ihre Hoffnung, mehr Zeit für die Patientinnen zu haben, bestätigt sah, ihr jedoch die somatische Krankenpflege fehlte. Von einer anderen Krankenschwester trennten wir uns, als deutlich wurde, dass sie das Konzept des Teams nicht mittrug.

Vom Ansatz und der theoretischen Orientierung her verstand sich die Einrichtung von Anfang an als theoretisch wie methodisch integrativ und schulenübergreifend. Das Team spiegelt die Bandbreite der Schulen und die Notwendigkeit wider, sich im konkreten Alltag über deren Grenzen hinweg über Behandlungsziele und -pläne zu verständigen. Dies erzwingt eine kontinuierliche Übersetzung der verschiedenen Perspektiven und therapeutischen Wirkprinzipien in die jeweils andere »Schulensprache«, was wiederum zu vielen spannenden Diskussionen führt. Um die vielfältigen Perspektiven zu integrieren, erweist sich ein systemischer Blick als letztlich unentbehrlich (vgl. von Schlippe u. Schweitzer, 2019, S. 115).

Fallbeispiel 1:

Herr Nerd, ein 32-jähriger Mann, arbeitete in der Computerbranche für ein amerikanisches Unternehmen, für das er europaweit Dependancen betreute. Er flog jede Woche von Standort zu Standort und von Meeting zu Meeting in viele europäische Länder, diskutierte die Neueinführungen komplexer neuer Programme, die mindestens im dreivierteljährigen Rhythmus ein neues Update erfuhren. Er war für die Realisierung der hierfür erforderlichen Schulungen und den Vertrieb in Europa verantwortlich. Sonntags flog er in die USA, um sich Montagmorgen mit seinem Arbeitgeber über die nächsten strategischen Schritte abzustimmen.

Am Wochenende traf er sich ab und an mit einem Freund und fuhr mit ihm mit seiner Rennmaschine durch die Eifel. Bei einer dieser Fahrten verunglückte der Freund aufs Schwerste und lag monatelang auf der Intensivstation. Herr Nerd machte es sich zur Aufgabe, ihn zu besuchen, wann immer es ihm möglich war, und sich um dessen Freundin zu kümmern. Er selbst hatte keine feste Beziehung, Sexualität war für ihn nur vereinzelt in One-Night-Stands in Hotels Thema. Den Kontakt zu seiner Familie hatte Herr Nerd lange schon nicht mehr gepflegt, ebenso wenig weitere Freundschaften. Er hatte sein Leben bis zu seiner Ankunft in unserer Klinik auf der Überholspur verbracht. Als er aufgenommen wurde, war er als Folge seines seelischen Traumas kaum imstande, eine Unterschrift zu leisten, so sehr zitterten seine Hände vor Erschöpfung. Er litt unter massiven Schlafstörungen, ihm fehlte jede Form von innerem Halt. Er sah keinen Sinn mehr in seinem Leben. Er hatte Antrieb und Motivation sowie mehrere Kilo an Gewicht verloren, er konnte sich nicht mehr spüren.

1.2 Begegnungsmedizin

Das Postulat in der Psychosomatik von der Gleichzeitigkeit von Körper, Geist und Seele hat Konsequenzen für die Handlungsabläufe, denn »es ist unmöglich, die Symptomatik der Patientin ausschließlich auf ein somatisches, ein psychologisches oder ein soziologisches Erklärungsmodell zu beziehen. Alle drei greifen zu kurz, lassen sich aber auch nicht addieren« (von Uexküll u. Wesiack, 2003, S. 6). Dieses Denken führt zu

- der unverzichtbaren aktiven Mitarbeit des Patienten und seinem Willen, sein Beziehungsverständnis, -verhalten und seine -gestaltung zu verändern.
- einer hohen Frequenz und zeitlich ausgedehnten Intensität der von der Ärzteschaft und psychologischen Fachkräften sowie Kreativtherapien professionell durchgeführten Behandlungen.

- einer Behandlungsdauer, die oftmals viele Wochen bis Monate dauert.
- einer festgelegten Tagesstruktur mit verbindlichen Einzel- und Gruppentherapien, wodurch die ärztliche Schweigepflicht nach innen (zwischen den Patienten und Patientinnen) nicht einzuhalten, jedoch unbedingt von Patientin und Therapeutin nach außen zu garantieren ist.
- der Notwendigkeit, dass parallel die in der Einzeltherapie gewonnenen Erkenntnisse und mitgeteilten Geheimnisse vom therapeutischen Personal nicht in die Gruppentherapien hineingetragen werden.
- der Bildung einer therapeutischen Gemeinschaft, in die alle einbezogen sind, die an der Behandlung beteiligt sind, sowohl die Behandelnden als auch die Behandelten.
- einer nicht allein fachlichen Kompetenz in der Durchführung von Therapien, sondern auch zu einer hohen interaktionellen Authentizität und Präsenz sowie Empathie.

Aus diesen Anforderungen, denen das therapeutische und pflegende Fachpersonal gerecht werden soll, leitet sich die Notwendigkeit ab, viele unterschiedliche, verbindliche Begegnungsräume für den fachlichen Austausch von Erfahrungen und die im Alltag des Zusammenlebens gemachten Begebenheiten zu schaffen.

In einer psychosomatischen Klinik gehört neben der Arbeit mit den Patienten der Umgang mit Angehörigen zum Alltag. Besorgte Angehörige verstehen oft nicht, warum sie keine Informationen über den aktuellen Behandlungsverlauf am Telefon mitgeteilt bekommen. Wenn sie den Wunsch äußern, informiert zu werden, dann wird die Patientin vorher gefragt, ob sie damit einverstanden ist, und üblicherweise ist sie auch bei dem entsprechenden Gespräch mit dabei. Dies bietet die Möglichkeit, die Angehörigen in den therapeutischen

Prozess soweit einzubeziehen, dass sie sich nicht als abgehängt erleben, sondern verstehen, dass die Patientin sich uns vertrauensvoll mitteilt und zu Hause nicht über die Inhalte sprechen soll. Damit wird der Kontext Klinik und somit der Schutzraum für die Patientin abgesichert. Ihre ureigene Sichtweise erfährt dadurch einen hohen Stellenwert und unseren Respekt.

Es ist Teil des Konzeptes unserer Einrichtung, Angehörige in systemisch ausgerichtete paar- bzw. familientherapeutische Gespräche miteinzubeziehen.

Zurück zu Fallbeispiel 1:

Da Herr Nerd keinen Kontakt zu seiner Ursprungsfamilie hatte, entfiel diese Möglichkeit während der kurzen Dauer des stationären Aufenthaltes. Wir fragten uns allerdings, ob Herr Nerd Interesse entwickeln könnte, seine emotionalen Ressourcen wieder durch mehr Kontakt zur Familie zu stärken.

Psychosomatische und auch viele psychiatrische Krankheiten lassen sich als Ausdruck einer Beziehungsstörung zu sich selbst und/oder in der Gestaltung von Beziehung mit anderen Menschen beschreiben (von Uexküll u. Wesiack, 2003). Die therapeutische Begegnung birgt deshalb besondere Herausforderungen: »In der ersten Begegnung kann der ›neurotische‹ Mensch mir sein Symptom zeigen und er kann von mir wollen, dass ich nur mit diesem Teil von ihm umgehe. Er kommt mit einem von ihm gesehenen Defekt zu mir als Werkmeister, liefert sozusagen das reparaturbedürftige Stück von sich ab, um dann kurz darauf wieder funktionstüchtig zu sein. Diese Sicht selbst gehört zunächst nicht zu den ›neurotischen‹ Anteilen, vielmehr zum Lernen, wie man mit ›kaputten‹ Gegenständen umgeht« (Dörner, Plog, Bock, Brieger, Heinz u. Wendt, 2019, S. 456). Durch diese Fokussierung auf den Defekt baut sich ein Stress auf, der entweder zum Entstehen oder zur Verstärkung einer Symptomatik führt. Daraus leiten wir für unsere prozessorientierte Diagnostik ab, nach aktuell wirksamen Konflikten und Krisen zu suchen wie auch nach in der Vergangenheit ungelösten früheren Konflikten und unbefriedigend gelösten Lebensumbrüchen.

1.3 Der therapeutische Ansatz

Um unserem Anspruch an eine Begegnungsmedizin gerecht zu werden, bieten wir den Patientinnen und Patienten in unserer Klinik an den Wochentagen:

- täglich eine Einzeltherapie à mindestens 50 Minuten;
- täglich eine Gruppentherapie à mindestens 100 Minuten, geführt
  - als interaktionelle Gruppe mit Fokus auf die Interaktion im Hier und Jetzt,
  - als Systemaufstellung zur Bearbeitung interaktioneller Muster in der Familie, dem Freundeskreis und der Arbeitswelt (Sparrer, 2014), beziehungsweise
  - als psychoedukative Gruppe, in welcher wir der Frage nachgehen, wie wir die Neugierde wecken können für individuelle systemische ressourcen- und lösungsorientierte »Krankheitsmodelle«, die innere Orientierung im Heilungsprozess bedeuten können (s. a. Schweitzer u. von Schlippe, 2014, S. 31 f.);
- ein bis zwei Gespräche mit dem Chefarzt oder einer Oberärztin bzw. -arzt pro Woche;
- und an den ersten beiden Wochenenden, wenn die Patienten noch nicht zur Belastungserprobung nach Hause fahren, täglich ein weiteres Einzelgespräch à 50 Minuten.

Am Sonntagabend wird zudem eine Gesprächsrunde angeboten, die jeder Person ermöglicht, kurz zu berichten, wie es ihr ergangen ist, was sie erlebt hat etc.

Wir arbeiten multimodal, d. h. tiefenpsychologisch fundiert, systemisch, verhaltenstherapeutisch und in den Kreativtherapien (Tanz- und Bewegungs-, Musik- und Kunsttherapie) zusätzlich humanistisch-psychologisch. Insgesamt arbeiten bei uns folgende Berufsgruppen eng abgestimmt im Team zusammen: ein Arzt für Psychiatrie und Psychotherapie, ein Internist und Arzt für Psychosomatische Medizin sowie eine Ärztin für Psychosomatische Medizin und eine Ärztin für Allgemeinmedizin in Weiterbildung zur Ärztin für Psychosomatische Medizin. Unsere vor Kurzem neu eröffnete zweite Klinik (s. im Folgenden) wird von einem Arzt für Anästhesie, Schmerztherapie und Psychotherapie geleitet. Damit verfügt das medizinische Team insgesamt über eine hohe somatische und auch psychiatrische Kompetenz neben der professionellen Psychotherapie.

Zusätzlich arbeiten drei Assistenzärztinnen in Ausbildung zur Psychosomatischen Medizin, eine psychologische Verhaltenstherapeutin und drei Psychologen in Ausbildung im therapeutischen Team mit. In der Krankenpflege arbeiten wir mit einem Verhältnis von 1:4 zu den Patienten.

Das therapeutische Team trifft sich täglich mittags zu einer Stunde Therapieverlaufsbesprechung. Morgens werden ergänzend organisatorische Fragen innerhalb eines dreiviertelstündigen Termins geklärt, Medikationen und somatische Befunde durchgesprochen. Eine gründliche körperliche Eingangsuntersuchung mit ausführlicher Anamneseerhebung ermöglicht uns, die Sprache des Körpers mit in unsere Überlegungen einzubeziehen. Denn diese weist uns unter Umständen darauf hin, so Joachim Bauer, »dass im Rahmen einer bedeutsamen zwischenmenschlichen Beziehung dieses Menschen wichtige emotionale Anliegen beziehungsweise Bedürfnisse in Gefahr geraten sind« (Bauer, 2005, S. 16). Nachweislich bestehen zwischen der Quantität und Qualität zwischenmenschlicher Beziehungen und körperlicher wie seelischer Gesundheit enge Beziehungen (S. 13). Eine deutsch-amerikanische Forschergruppe konnte sogar vor einiger Zeit, führt Bauer weiter aus, »den ultimativen Beweis dafür erbringen, dass psychologischer Stress direkt Transkriptionsfaktoren aktivieren und die Genaktivität regulieren kann« (S. 23).

1.4 Lernen im Modell der therapeutischen Gemeinschaft

Es gilt für uns in der Klinik, für jede einzelne Person möglichst günstige Voraussetzungen für eine gelingende Beziehungsgestaltung im Miteinander zu konstruieren, denn »das, was Menschen als Wirklichkeit erleben, lässt sich nicht davon trennen, wie diese Wirklichkeit sozial erzeugt und stabil gehalten wird« (von Schlippe u. Schweitzer, 2019, S. 14). Die Chance, die sich in der Klinik aus dem Zusammenleben in der therapeutischen Gemeinschaft ergibt, soll genutzt werden. »Es gibt etwas, was man an einem einzigen Ort in der Welt finden kann. Es ist ein großer Schatz, man kann ihn die Erfüllung des Daseins nennen. Und der Ort, an dem dieser Schatz zu finden ist, ist der Ort, wo man steht« (Buber, 2014, S. 51). In der Gegenwart des klinischen Aufenthaltes wird eine hier und jetzt erlebbare und bearbeitbare Wirklichkeit geschaffen.

Zurück zu Fallbeispiel 1:

Herr Nerd wurde nach der Aufnahme den Pflegekräften und Mitpatienten vorgestellt. Er wurde bei uns sehr bald gründlich körperlich untersucht. Für Arztbesuche hatte er sich bislang keine Zeit genommen. Fitnesstraining im Hotel und gesunde Ernährung waren ihm jedoch stets wichtig gewesen.

Im Umgang mit den anderen Patienten und Patientinnen wirkte er in den ersten Tagen unheimlich flippig, oberflächlich und von einem zum anderen »fliegend«. Dass alle Innenräume der Klinik handyfreie Zonen sind und auch auf dem Klinikgelände nicht telefoniert werden soll, befremdete ihn anfänglich sehr. Da er sich nicht ganz aus der Welt ausklinken konnte, durfte er täglich von einem Hotspot aus für begrenzte Zeit ins Internet, um E-Mails zu beantworten. Von dieser Möglichkeit machte er immer weniger Gebrauch, je länger er bei uns war. Er konnte es so arrangieren, dass es auch ohne ihn beruflich gut lief. Dafür hatte er allerdings auch seinen Vorgesetzten darin einweihen müssen, dass er sich in unserer Behandlung befand. Das hatte er zunächst vermeiden wollen, weil er sich beschämt fühlte, dass er psychisch erkrankt war. Umso erstaunter war er, dass er bei seinem Chef auf Verständnis stieß und dieser sogar erkennen ließ, dass ihm sein Befinden nicht verborgen geblieben war.

Diese Erfahrung teilt er mit vielen anderen Menschen, die sich z. B. während der Klinikzeit von ihrem Hausarzt weiter krankschreiben lassen, damit nicht bekannt wird, dass sie sich in psychosomatischer Behandlung befinden. Leider verhält es sich tatsächlich so, dass etwa Personen, die in den Staatsdienst möchten, verzögert in diesen übernommen werden, wenn sie während des Referendariats psychotherapeutisch behandelt werden. Hier erfahren viele, die in der Wirtschaft tätig sind, oft mehr Verständnis von ihren Arbeitgebern.

Zurück zu Fallbeispiel 1:

Zu Beginn lief Herr Nerd aus Gewohnheit ständig mit Stöpseln in den Ohren durch den Park und hörte irgendwelche Musik. Dies zu unterlassen, gelang ihm mit der Zeit zusehends leichter. Die ruhige Atmosphäre in den Klinikräumen, das Reden miteinander bei einer Tasse Kaffee erlebte er als echte Bereicherung. Nahm er die Pausen zwischen den Therapiesitzungen anfänglich noch als quälend wahr, freute er sich nach einer kurzen Zeit schon darauf. Er lief nicht mehr mit Stöpseln, sondern mit offenem Ohr durch das Gelände, freute sich, angesprochen zu werden, und setzte sich gern zu anderen. Er erkannte, dass Psychotherapie etwas mit der Einnahme einer Tablette gemeinsam hat: Beides wirkt erst, wenn es verdaut wird!

In der rezeptiven Musiktherapie lernte Herr Nerd, genauer auf die Musik zu hören, sich seiner Gedanken und Fantasien bewusst zu werden, die durch sie angeregt wurden. Darüber mit den anderen in der Gruppe zu sprechen und hinzuhören, woran diese sich während der Musik erinnerten, welche Assoziationen sie mitteilten, förderte die Vertrautheit miteinander. Völlig überraschend saß er eines Tages am Klavier im Essraum und suchte nach einer Melodie. Diese spielte er zunächst etwas linkisch, offensichtlich ungeübt. Später erzählte er, dass er früher Gitarre gespielt habe, das aber nach Verlassen der Schule nicht mehr fortgesetzt hatte.

Regelmäßig zu den Mahlzeiten zu gehen, machte Herr Nerd mit leichtem Befremden mit, hatte er das doch schon Jahre nicht mehr gekannt. Er hatte immer gegessen, wenn er gerade Appetit hatte und es seine Zeit zuließ. Geschäftsgespräche hatte er oft während der Mahlzeiten fortgesetzt. Doch konnte er sich in der Klinik gut darauf einlassen, und da er häufig mit den gleichen Patienten zusammensaß, er also immer wieder den gleichen Menschen begegnete, ergab es sich von allein, dass er zunehmend vertrauter mit einzelnen Personen wurde. Dazu trugen auch die täglichen Morgenrunden bei, ebenso wie die unterschiedlichen Gruppensitzungen. Er wirkte anfänglich konsterniert, wie persönlich sich die Einzelnen in den Gruppen mitteilten. Es war für ihn absolut neu, dass ihm jemand zuhörte bzw. ihn sogar fragte, wie er etwas sah, wie seine Meinung zu ganz persönlichen Konflikten lautete, wie er eine Situation in der Gruppentherapie erlebte. Als er sich mit einem eigenen Anliegen in die Gruppe einbrachte, erkannte er sehr bald, dass er ähnlich anderen sein Leben viel zu sehr auf die Arbeit ausgerichtet und seine persönlichen Beziehungen in der Ursprungs- und in der eigenen Familie sowie insbesondere auch im Freundeskreis vernachlässigt hatte, dass er sich selbst und seine eigenen Bedürfnisse darüber verloren hatte (Becker, 2006). Er spürte, dass er traurig wurde, und lief nicht davor weg. Seine tiefe Betroffenheit über den fatalen Unfall seines besten Freundes brachte ihn in Kontakt zu sich, zu seiner zunehmenden Leere, die sich trotz oder wegen seiner Umtriebigkeit eingestellt hatte.

Zutiefst berührte ihn auch, dass die Mitpatienten ihm ein Ständchen sangen, als er Geburtstag hatte. Schon Jahre war es her, dass jemand mehr als mit einem oberflächlichen Glückwunsch darauf reagiert hatte.

1.5 Liebe geht durch den Magen

Als wir die Klinik und ihr Konzept planten, stand von Anfang an fest, dass es bei uns keine sogenannte Plastikkost geben würde: Dampfkost unter der Plastikhaube, wie dies vielfach in großen Krankenhäusern der Akutversorgung geschieht. Da unsere Patientinnen oftmals mehrere Monate in der Klinik und Tagesklinik weilen, legen wir auf ein qualitativ hochwertiges und von unserem eigenen Küchenpersonal persönlich frisch zubereitetes Essen Wert. Eine Salatbar und frisches Obst für zwischendurch garantieren ausreichende Vitamine. Drei Menüs, davon ein vegetarisches, stehen täglich zur Auswahl. An den Mahlzeiten sollen alle Patienten teilnehmen, auch wenn sie nicht unbedingt Hunger haben. Eine Ausnahme stellen interkurrente Erkrankungen wie akute Magen-Darminfekte dar oder sonstige, die Bettruhe erzwingen, in diesem Fall wird das Essen ins Zimmer gebracht. Der Appetit kommt oft mit dem Sehen und Riechen der guten Speisen wie durch die lockere Atmosphäre der Patientinnen im Miteinander. Schwächt sich die Beziehungsstörung während des Klinikaufenthaltes ab, bessert sich auch das gestörte Essverhalten. Dadurch werden die gemeinsamen Mahlzeiten zu einem wichtigen Eckpfeiler der Behandlung von essgestörten Patienten. Es setzt sich niemand vom Pflegepersonal daneben, sondern die essgestörten Personen sitzen dabei, wenn die anderen essen. Fällt auf, dass jemand wiederholt nicht isst, gibt das Personal aus der Küche entsprechende Rückmeldung an die Pflege, die daraufhin den Patienten anspricht. Verstärkt sich das auffällige Verhalten, wird die Begegnung zwischen Pflege und Patient intensiviert.

Es werden soweit möglich Sonderwünsche von Patientinnen berücksichtigt. Diese besprechen sie direkt mit dem Koch. Nehmen diese quantitativ überhand, so wird auch dies der Pflege mitgeteilt.

Jeden Mittag geht das therapeutische Team gemeinsam zu Tisch. Es erhält das gleiche Drei- bis Viergangmenü wie die Patienten. Die Mittagspause dauert eine Dreiviertelstunde. Sie gibt uns Professionellen nach dem Essen noch genug Zeit für kurze Absprachen bezüglich der Behandlung von gemeinsamen Patientinnen. In der Klinik werden Patienten wie auch Mitarbeitende gebeten, während des Essens nicht über Inhalte aus Therapien zu sprechen. Dieses feste verbindliche Ritual ordnet den Tagesablauf und garantiert die Begegnung miteinander. Dadurch gerät keiner aus dem Blick. Das gemeinsame Essen und die damit verbundene Kommunikation verführen außerdem dazu, nicht allzu sehr auf Kalorien zu achten – ein wichtiger Punkt bei Personen mit Essstörung.

Zurück zu Fallbeispiel 1:
Seit seiner Gymnasialzeit, als er nicht mehr täglich bei der Großmutter am Tisch saß, hatte Herr Nerd keine regelmäßigen Mahlzeiten mehr gekannt. Zwischendurch »sich etwas zwischen die Kiemen zu schieben«, »zwischen Tür und Angel zu essen«, war für ihn selbstverständlich geworden. Regelmäßig mit den gleichen Menschen am Tisch zu sitzen, ließ sein Arbeitsrhythmus zwischen den Kontinenten nicht zu. Und wenn er mit seinem besten Freund am Wochenende auf dem Nürburgring mit dem Motorrad Rennen gefahren war, war sein Adrenalinspiegel so hoch, dass er oft gar nicht darauf achtete, ob er überhaupt etwas aß.

Täglich in der Gemeinschaft mit den anderen am Mittagstisch zu sitzen, eine ganze Stunde Zeit dafür zu haben, wurde von Herrn Nerd anfangs befremdlich wahrgenommen. Doch schon bald genoss er, dass es einen festen Tagesablauf gab und er stets mit denselben Menschen in Ruhe gut essen konnte. Miteinander zu blödeln, einfach nur in den Tag hineinzureden, ohne sich groß Gedanken machen zu müssen, tat ihm nach den oftmals berührenden und aufwühlenden Therapiesitzungen gut.

1.6 Die Weisheit liegt im System oder: Diagnose ist Therapie ist Diagnose ...

Die größte Herausforderung in der Leitung einer therapeutischen Gemeinschaft liegt nach unserer Erfahrung in der Hebung ihres größten Schatzes: in ihrer Weisheit (Hilpert, 1983). Wie sollte es auch nur annähernd möglich sein, dass ein Einzelner vorgeben kann, wie sich ein therapeutischer Prozess zu entwickeln hat? Warum sollte auf ergänzende Sichtweisen, die andere in die Reflexion mit einbringen können, verzichtet werden? Um diese Möglichkeiten optimieren zu können, haben wir Strukturen für uns und die Patientinnen geschaffen, die möglichst viele Begegnungen garantieren. Damit reagieren wir auch auf eine Aussage von Bauer (2005, S. 13), wonach »die Quantität und Qualität zwischenmenschlicher Beziehungen« Gesundung fördert.

Ziele für eine Therapie zu definieren, ist sicherlich erforderlich. Doch sind alle Zielvorgaben letztlich vorläufig nur Ergebnis des Wissensstandes während der Diskussion über eine Entwicklung im aktuellen System. Sobald neue Erkenntnisse hinzukommen, sich das Team anders zusammensetzt oder Ähnliches, soll sich daher auch die Zielsetzung umdefinieren lassen und nicht starr weiterverfolgt werden. Hierfür ist eine zentrale Grundvoraussetzung, dass das therapeutische Team in engem Austausch steht, dass in den einzelnen Sitzungen vom Therapeuten und Patienten in der Einzelarbeit miteinander generierte Zusammenhänge mitgeteilt werden und es voreinander keine Geheimnisse bezüglich eines Behandlungsverlaufs gibt.

Es kommt nicht von ungefähr, dass in einer Systemaufstellung im Rahmen der Gruppenarbeit diejenige Patientin, die die Gelegenheit wahrnimmt, sich mithilfe der anderen eine persönliche Frage anzuschauen, gebeten wird, diese Frage möglichst präzise zu stellen. Sie kann damit abstecken, unter welchem Blickwinkel beleuchtet wird, was sie berichtet. Dabei kann es sich ergeben, dass sie zu Beginn eine Frage stellt, die Protagonisten für die Aufstellung in Position bringt und sodann noch einmal aufgefordert wird, ihre Frage erneut zu formulieren. Schon allein durch die Konkretisierung und die Veranschaulichung in der Aufstellung ergeben sich oftmals Veränderungen in der Fragestellung. Denn es geschieht häufig, dass die Protagonisten, die die Patientin aufstellt, ergänzt werden um weitere Angehörige oder Freunde oder auch um den Arbeitskontext.

Fallbeispiel 2:

Frau Streitmann, 52 Jahre alt, stellte die Frage, wie sie wieder in besseren Kontrakt zu ihrem 28-jährigen Sohn kommen könne. Sie wurde gebeten, ihr System aufzustellen, wie sie es vor ihrem inneren Auge sieht, als der Sohn 14 Jahre alt war. Zu dieser Zeit hatte sich die Patientin vom Vater des Sohnes nach einem längeren Rosenkrieg scheiden lassen und war in eine neue Beziehung eingetreten. Sie stellte zunächst sich selbst, den Sohn, ihren neuen Partner und ihre Eltern auf. Sie wurde daraufhin gebeten, auch den leiblichen Vater ihres Sohnes und dessen neue Ehefrau sowie die Großeltern väterlicherseits mit aufzustellen. Die Fragestellung formulierte sie daraufhin um: »Wie können wir alle ein neues familiäres System bilden, in dem jeder dem anderen mit Respekt begegnet?« Es hatte sich während des Prozesses der Aufstellung schon gezeigt, dass der Sohn unter der Zerstrittenheit der Eltern sehr gelitten hatte und nach seinem Auszug von zu Hause wieder vermehrt in Kontakt zu seinem Vater getreten war. Frau Streitmann hatte dies als Verrat angesehen und war in heftigen Streit mit ihrem Sohn geraten.

In dieser Fallvignette wird deutlich, dass sich in der Erweiterung des ursprünglich aufgestellten Systems um weitere Familienangehörige andere Sichtweisen eröffnen, die zu einer Neuformulierung der Frage führen.

Hier zeigt sich auch die Stärke des schulenübergreifenden Gesprächs, in dem jede Perspektive ein Mosaiksteinchen zum Verständnis beiträgt. Wenn sich die Teams täglich zusammensetzen, ergeben sich neue Perspektiven aus Details, die die Anwesenden beitragen. Und gleichzeitig werden auch die vorherigen Diskussionsergebnisse mit eingebracht, so dass am Ende einer Sitzung sowohl vorherige Resultate als auch neu hinzugekommene Aspekte berücksichtigt werden, wenn über das weitere Prozedere entschieden wird.

Zurück zu Fallbeispiel 1:

Herr Nerd hatte sich schon lange keine Gedanken mehr über seine Ursprungsfamilie gemacht. Er hatte sich damit einer wichtigen emotionalen Ressource beraubt, sich in einer schwierigen Situation wie dem Unfall seines Freundes tragen und trösten zu lassen, sich anlehnen zu können. Für ihn galt es, das Leben allein in die Hand zu nehmen, beruflich Erfolg zu haben. Er besann sich in der Klinik seiner Großmutter, die noch lebte und bei der er als kleines Kind sehr gern gewesen war, und nahm Kontakt zu ihr auf. An einem Wochenende während des Klinikaufenthaltes besuchte er sie sogar. Er kehrte tief bewegt zurück. Die große Wärme, die ganz tiefe Vertrautheit in dieser Begegnung hatte er so lange vermisst, ohne sich darüber im Klaren zu sein. Er berichtete im Einzelgespräch, dass er während des Besuchs viel geweint hatte. Schon beim Betreten der Wohnung, als bekannte Gerüche von Kaffee und Kuchen ihn umhüllten, habe er schlucken müssen. Und kaum habe seine Oma nach seinem Freund gefragt, von dessen Schicksal sie gehört hatte, liefen ihm die Tränen, die so lange versiegt gewesen waren. Als sie ihn dann berührte, wie sie es früher so oft getan hatte, war es mit seiner Contenance gänzlich vorbei. Es hatte sich in Kürze ein von ihm viele Jahre nicht mehr geführter intimer Dialog mit seiner Oma ergeben, in dem er keine Gefühle zurückhalten musste, keine wohlgesetzten und deutlich ausgesprochenen Sätze benötigte, er schluchzend und nach Worten ringend seine ganze innere Not hat ausdrücken können. Selbst als er in der Einzeltherapie davon berichtete, flossen wieder die Tränen, und es hatte den Anschein, als sei ein Damm gebrochen, hinter dem sich all seine Gefühle aufgestaut hatten.

Seine Stimme war danach sicherer, melodischer. Er erreichte sein Gegenüber ohne viele Worte. Und wenn er von seinem Freund sprach, den er am Wochenende auch während der Klinikzeit besuchte, und von den Begegnungen mit dessen Frau, war sein Erzählen unglaublich unmittelbar, er schloss die Zuhörenden in seine Worte und sein Erleben ein.

1.7 Von der Nichtplanbarkeit menschlicher Begegnungen

Wenn eine Patientin ihre klinische Behandlung beginnt, betritt sie ein ihr völlig fremdes Beziehungsumfeld, wird sie Mitglied einer therapeutischen Gemeinschaft. Jede bringt ihre eigenen Vorstellungen mit zu dem, was sie erwartet. Sie verfügt über Vorabinformationsquellen wie Angehörige, Freunde oder Bekannte, die vielleicht selbst schon einmal in klinischer Behandlung waren. Vielfach kommt der Patient auch auf Empfehlung eines unserer früheren Patienten. Alle Informationen, die er im Vorfeld mitbringt, wirken sich für ihn und sein sich Einlassen auf die therapeutische Gemeinschaft hilfreich oder auch störend aus. Für das pflegende und das therapeutische Personal steht die Frage im Raum, wie sie dem Neuen bzw. der Neuen gerecht werden können, es ihnen gelingt, mit ihm/ihr ein belastbares Wir einzugehen.

Die klinischen Mitpatienten, die gerade eine Person aus ihrer Mitte verabschiedet haben, mit der sie unter Umständen viel Zeit zusammen verbracht hatten und die ihnen ans Herz gewachsen ist, müssen sich in der Folge gleich wieder auf einen neuen Menschen einlassen. Auch wenn wir in der Klinik ein Abschiedsritual bei jeder Entlassung praktizieren, an dem jede Patientin bzw. jeder Patient aus der Klinik oder der Tagesklinik teilnimmt – dafür teilen wir die Patientengruppe auf, damit die Runde nicht zu groß wird –, gelingt die Umstellung von Abschied auf Begrüßung nicht jedem sofort. Wenn ein Patient aus der Klinik in die Tagesklinik wechselt, wird er aus diesem System verabschiedet, ihm wird viel Glück für seinen neuen Therapieabschnitt gewünscht. In solchen Fällen nimmt der Patient nach wie vor an den Gruppentherapien teil und man begegnet sich weiterhin tagsüber. Die therapeutischen Zuständigkeiten wechseln nicht! Das Programm in der Tagesklinik beginnt um 8:30 Uhr und endet nachmittags mit einer Abschlussrunde der tagesklinischen Patientinnen und Patienten. Möchte jemand aus dieser Gruppe noch mit den anderen frühstücken, muss er entsprechend früher anreisen.

Es ist absolut nicht vorhersagbar, wie die Begegnungen zwischen Mitpatienten und Neuankömmling ausfallen werden: wie letzterer sich einlassen kann, bzw. wie er von der therapeutischen Gemeinschaft aufgenommen wird. Welchen Stellenwert direkte Begegnungen für den Aufbau von Beziehungen haben, wird den meisten Patientinnen und Patienten erst allmählich im Verlauf ihres Klinikaufenthalts bewusst. Nicht selten kommt es vor, dass Einzelne im Abschlussgespräch mit dem Chefarzt spontan äußern, dass bei allem Lob für die hohe Professionalität, die Zugewandtheit und Verlässlichkeit der Fachkräfte doch etwa sechzig Prozent des Therapieerfolges aus dem Zusammensein mit den Mitpatientinnen erwachsen ist. Mit diesen Menschen Vertrauen aufgebaut zu haben, sich ihnen in persönlichen Gesprächen mitgeteilt zu haben, wie sie es oftmals lange nicht mehr selbst mit ihren Vertrauten und Angehörigen getan hatten, hat die meisten Personen erreicht und bewegt. Erlebt zu haben, dazuzugehören, vielleicht jemandem einen hilfreichen Rat gegeben zu haben, den dieser annehmen konnte, ist für sie zu einer nicht zu überbietenden Ressource geworden, die fördert, zu einem erstarkten Selbstwertgefühl zurückzufinden.

Führung geschieht in diesem Kontext durch Präsenz, durch Teilnahme an der Interaktion in der Mittagsbesprechung, durch Respekt vor der Begegnungserfahrung jeder einzelnen Fachkraft, unabhängig von ihrer therapeutischen Funktion. Die Führungskraft ermuntert alle dazu, die jeweils individuelle Sichtweise, das ganz persönliche innere Erleben aus einer Begegnung mitzuteilen, so wie sie selbst auch ihr Erleben einbringt. Sie macht deutlich, dass sie selbst auf der Suche ist, sich bemüht, sich nicht von vermeintlichen Wahrheiten leiten zu lassen, sondern bereit ist, zuzuhören, neuen Perspektiven, die sich in der Diskussion ergeben, Raum und Bedeutung zu geben und die eigene bisherige Sicht zu ändern, kritisch zu hinterfragen sowie letztlich auch Entscheidungen zu treffen. Sie lässt erkennen, dass sie den therapeutischen Prozess gut mitbekommt. Dies macht sie in den Gesprächen mit Patientinnen erkennbar, was von diesen gespürt und wahrgenommen wird. Patienten geben uns häufig die Rückmeldung, dass sie sehr deutlich spüren, dass sie eine kohärente Therapie bei uns bekommen, auch wenn sie von vielen einzelnen Menschen geleistet wird.

1.8 Die drei Schritte einer klinischen Behandlung

1.8.1 Aufbau von Vertrautheit und Vertrauen

Die erste Phase nach der Aufnahme in die Klinik erfordert vonseiten der Pflege vermehrte Achtsamkeit. Wir verstehen Symptombildung unter anderem als Ausdruck eines Regressionswunsches, dem wir auf der Ebene von therapeutischer Begegnung gerecht werden möchten, anstatt z. B. sofort ein Schmerz- oder ein Schlafmittel zu verordnen. Dies kann nur gelingen, sofern Symptome von der Patientin kommuniziert werden. Dass sie sich auch mitten in der Nacht in Kontakt mit einer Pflegekraft bringen kann und soll, muss so manche Patientin erst wieder lernen. Zu oft haben unter Umständen Angehörige signalisiert, dass sie ihr Sprechen über Krankheit nicht mehr ertragen, hat sie sich missverstanden, zurückgewiesen und abgelehnt erlebt. Nicht selten haben Patientinnen und Patienten es so weitgehend internalisiert, dass sie sich selbst als Zumutung für andere erleben.

Zurück zu Fallbeispiel 1:

Schon seit vielen Jahren hatte Herr Nerd keinen Menschen mehr mit seinen Problemen belastet. Er hatte zwar am Wochenende für seine Verhältnisse viel Zeit mit seinem besten Freund und auch mit dessen Frau verbracht, doch standen dann meist gemeinsame Unternehmungen auf dem Plan und keine tiefergehenden Gespräche. Er machte jahrelang alles mit sich allein aus, weil er niemanden hatte, dem er sich mitteilen konnte und wollte. Für Herrn Nerd war es daher bei uns in der Klinik ein weiter Weg, bis er gelernt hatte, sich bei den Fachkräften mit seinen Bedürfnissen zu melden, statt diese wie gewohnt auszuhalten.

Einen intimen Dialog mit Freunden zu führen, haben viele der Patientinnen und Patienten weder in der Familie noch im Freundeskreis erfahren. Jeder und jede ist in der heutigen Zeit mit vielen Dingen und Anforderungen gleichzeitig beschäftigt. Die Freizeitgesellschaft auf der einen Seite und die Arbeitsverdichtung mit hoher Innovationsrate sowie Grenzenlosigkeit durch die Globalisierung auf der anderen Seite bedingen die Notwendigkeit, sich permanent fortzubilden. Abgelenkt zu sein und sich nur ja keiner Langeweile auszusetzen stellt die Wirklichkeit vieler Menschen dar. Hinzu kommen noch Drogen, die man heute zum Teil im Internet bestellen kann, und allverfügbarer Alkohol.

Zurück zu Fallbeispiel 1:

So war es für Herrn Nerd selbstverständlich, abends im Hotel ein bis zwei Whiskys zu trinken. Und die Wochenenden mit seinem Freund blieben auch nicht trocken. Mal eben nach Mallorca fliegen, und dort eine Strandfete besuchen, oder zu einem Festival nach Kalifornien, war für Herrn Nerd nichts Außergewöhnliches zu dieser Zeit.

»High Life« bestimmte sein Freizeitleben. Er war nur unterwegs, statt sich zu erholen oder gar seine Seele mal baumeln zu lassen.

Das therapeutische Team gibt sich bei uns größte Mühe, mithilfe seiner fachlichen Kompetenz, seiner Bereitschaft zur geduldigen empathischen Begegnung und seiner permanenten Erreichbarkeit dem Patienten erlebbar zu machen, dass er sich an einem »sicheren Ort« befindet. Im Sinne der Bindungstheorie rechnen wir dem »Schützen und Beschütztwerden« dabei eine besondere Bedeutung zu (Bowlby, 2006). Bei uns kann sich die Patientin vertrauensvoll fallen lassen, sich gefahrlos entscheiden, die Kontrolle aus der Hand zu geben, ohne das Gefühl von Hilflosigkeit und Ausgeliefertsein zu erleben. Sie wird positiv gestimmt und dadurch aufnahmebereiter, sich auf neue Erfahrungen einzulassen. Manchem Patienten fällt dies nicht leicht, insbesondere solchen, die eine starke Autonomie leben (wie Herr Nerd aus dem Fallbeispiel) bzw. die aus Angst vor Verlust alles kontrollieren müssen. Solche Personen haben möglicherweise gelernt, sich besser schützen zu können, wenn sie vorsichtig und misstrauisch sind. Dies ist eine Folge davon, wenn liebe Menschen die erwünschte oder versprochene Verlässlichkeit und Zuwendung nicht einlösen konnten, die sie so sehr gebraucht hätten. So waren beide Eltern von Herrn Nerd berufstätig und hatten nicht viel Zeit, sich um ihren Sohn zu kümmern. Er hatte jedoch seine Oma, die für ihn immer erreichbar war.

Die zunehmende Vertrautheit mit dem Alltagsrhythmus in der Klinik, mit all ihren Therapeuten, und die erlebte Erfahrung, Teil der therapeutischen Gemeinschaft und insbesondere des Patientensubsystems zu sein, fördert das Vertrauen des Patienten, nicht ausgeliefert, sondern gleichberechtigter Mitgestaltender auf der Ebene von Beziehung zu sein. Dieses System ermöglicht eine Beziehungserfahrung, die er modellhaft mit in seinen Lebensalltag integrieren kann. Er spürt, dass es ihm guttut, dazuzugehören, Aufmerksamkeit zu erfahren und als Gesprächspartner ernst genommen zu werden, wenn er sich und den anderen dazu die Möglichkeit gibt.

Zurück zu Fallbeispiel 1:

Für Herrn Nerd war es ein Novum, im alltäglichen Umgang miteinander die Verlässlichkeit, Präsenz und Empathie zu erfahren, die durch den vorgegebenen Klinikrhythmus garantiert wird. Seit seiner Gymnasialzeit war er mehr oder weniger auf sich allein gestellt. Damals blieb er sich selbst überlassen, bis irgendwann im Laufe des späten Nachmittags Vater und Mutter nach Hause kamen. Wenn dann zwischen den beiden unter Umständen dicke Luft herrschte, war Herr Nerd nicht unbedingt begeistert darüber und hielt sich in solchen Fällen deshalb oft länger bei einem seiner Freunde auf.

1.8.2 Therapeutisch intensiv wirksame Phase

Der Aufbau von Vertrauen ins Miteinander wird zu einer belastbaren Basis der therapeutischen Arbeit. Diese führt die Patientin an ungelöste schmerzliche Beziehungserfahrungen und -konflikte heran, an unglücklich verlaufene Versuche der Krisenbewältigung in Vergangenheit und Gegenwart, an nicht zugelassene Gefühle der Trauer und Wut, an erlittene Demütigungen sowie unter Umständen Gewalt und Missbrauch. Es entspinnt sich ein »intimer Dialog« zwischen Patientin und Therapeutin. Auf dieser Vertrauensbasis, auf der sich beide emotional immer weiter aufeinander einlassen, können unter Wahrung von Nähe und Distanz, wie es für die Durchführung einer Psychotherapie Voraussetzung ist, Patientinnen und Patienten neue Beziehungserfahrungen machen.

Nach einer Therapiesitzung ist ein Patient möglicherweise derart erschöpft, dass er gebeten wird, sich bei der Pflege zu melden.

Luc Ciompi (2002) hat in seiner Theorie zur Affektlogik dargelegt, dass Emotionen Energie sind. Seine These ist, »dass Fühlen und Denken – oder Emotionen und Kognition, Affektivität und Logik im weiten Sinn – in sämtlichen psychischen Leistungen untrennbar zusammenwirken« (Ciompi, 2002, S. 16). Das spüren Patientinnen und Patienten sehr deutlich. Während der beruflichen Tätigkeit emotional hoch gefordert und gleichzeitig belastet zu sein durch Ereignisse wie schwere Erkrankung, »Abschied nehmen müssen« durch Sterben und Tod von Angehörigen oder Freunden, raubt Energie für die Arbeitsleistung. Deswegen sollte ein Mensch, der gerade von einem lieben Angehörigen Abschied nehmen musste, sich beruflich auch keine Höchstleistungen abverlangen bzw. darauf achten, in gut abgesicherten Phasen der Besinnung und der inneren Ruhe wieder zu Kräften zu kommen. Depression und Angst rauben alle Zuversicht, trüben und lähmen die Entscheidungsfähigkeit.

Es kommt vor, dass eine therapeutische Fachkraft bei der Pflege anruft und bittet, die Patientin in ihr Zimmer zurückzubegleiten und sie vermehrt achtsam im Auge zu haben. Wenn Mitpatienten bemerken, dass es jemandem nicht gut geht, reagieren sie. Da kann es schon einmal bedeutsam sein, sie zu bitten, den anderen allein zu lassen, so dass er Gelegenheit hat, sich neu zu ordnen. Es muss gesichert sein, dass die Person in ihrem Rückzug wahrgenommen wird, so dass man gegebenenfalls auf sie zugeht, indem etwa jemand vom Pflegepersonal einmal nachschaut, ob es ihr gut geht.

Kümmert sich eine Mitpatientin zu intensiv um eine solche zurückgezogene Person, könnte sie möglicherweise deren Nähe-Distanz-Bedürfnis verletzen und eher ihrem eigenen Bedürfnis, von sich selbst abzulenken, nachkommen. Oder es geht ihr um ein Bedürfnis nach Aufmerksamkeit und Zuwendung beim Gegenüber, was sie bei sich nicht erkennen kann. Mit anderen Worten: Es kommt in der Begegnung zwischen den Patientinnen zu realen Schwierigkeiten im Hier und Jetzt. Erwächst diesbezüglich eine ungute Spannung, so kann sich der Patient, der sich bedrängt erlebt, an die Pflegekräfte wenden. Oder diese bemerken es von sich aus und thematisieren es. Eine Krankenpflegekraft spricht es unter Umständen an und empfiehlt z. B. auf den anderen zuzugehen und diesen Konflikt direkt anzusprechen, sobald sich die aktuelle, im Miteinander aufgebaute Spannung wieder gelegt hat.

Zurück zu Fallbeispiel 1:

Während seines Klinikaufenthalts stand Herr Nerd noch sehr unter dem Schockerleben, dass sein einziger Freund auf »ihrer« Rennstrecke mit dem Motorrad lebensgefährlich verunglückt war und seit Monaten um sein Leben rang. Um selbst damit fertig zu werden, kümmerte sich Herr Nerd um ihn, indem er ihn oder seine Frau jede freie Minute besuchte. Für sich selbst hatte er keine Aufmerksamkeit. So wenig wie er früher von seinen Eltern solche erfahren hatte, wenn es ihm schlecht gegangen war, so wenig brachte er sie aktuell für sich auf. Und wenn er jetzt im Klinikalltag erlebte, wie jemand litt, reagierte er mit dem gleichen Verhalten der aktiven Zuwendung wie bei seinem verunglückten Freund. Dabei zeigte er ein feines Gespür und zog sich sogleich zurück, wenn er merkte, dass es dem anderen nicht recht war, dass er sich um ihn kümmerte.

Schwieriger wird es, wenn zwei Patienten gemeinsam ein zu großes Bedürfnis nach Nähe entwickeln. Dann versuchen wir, die hierin sich andeutende Wiederholung eines Beziehungsmusters im therapeutischen Gespräch zu bearbeiten. Immer, auch außerhalb der Klinik, im Privatleben und bei der Arbeit, gilt es Nähe und Distanz kontextgerecht zu gestalten. Sowohl zu große Nähe als auch zu große Distanz führen zu Konflikten, Verletzungen und Enttäuschungen. Solange hieran gearbeitet werden kann, bereichert diese Konfliktklärung die Therapie des Einzelnen.

Gleichzeitig wird von uns darauf hingewiesen, dass es in der Regel nicht guttut, während der stationären oder tagesklinischen Behandlung eine Liebesbeziehung aufzubauen. Beide würden sich zu sehr aus der therapeutischen Gemeinschaft herausziehen und nicht an den Beziehungsproblemen arbeiten wollen, wegen derer der Einzelne in die Behandlung gekommen ist. Ein unauflösbares »pairing« kann daher zum Beenden der Therapie führen.

Fallbeispiel 3:

Herr Lonely, 47 Jahre, war in eine tiefe Depression verfallen, nachdem sich seine 39-jährige Frau nach fünf Jahren Ehe von ihm getrennt hatte. Er hatte sich in der Folge sozial völlig isoliert, war zuletzt nicht einmal mehr vor die Tür gegangen. Er fühlte sich verletzt, gekränkt, abgelehnt. Er hätte in den letzten drei Jahren, so hatte es ihm seine Frau vorgeworfen, nur noch seine Arbeit im Sinn gehabt. Sie habe einen neuen Partner gefunden, mit dem sie zusammenleben wolle.

Ambulant war es nicht gelungen, Herrn Lonely in der therapeutischen Zweierbeziehung zu stabilisieren. Auch die Einnahme von Antidepressiva hatte ihm nicht geholfen. In der Klink tat er den anderen Mitpatienten in seinem Opfersein leid. Frau Kümmerer, 49 Jahre, von Beruf Sozialpädagogin, schon viele Jahre allein lebend, nahm sich seiner besonders intensiv an, was ihm sehr behagte. Es gelang im Rahmen therapeutischer Interventionen nicht, die sich anbahnende Paarbildung auf ein Maß zurückzuführen, das erlaubt hätte, dass beide getrennt ihre eigenen Probleme hätten weiterbearbeiten können. Daher wurde die klinische Behandlung von beiden mit der Empfehlung beendet, die Therapien ambulant fortzusetzen.

1.8.3 Abschiedsphase

Nach individuell unterschiedlich langem Behandlungsverlauf wird deutlich, dass die klinische Behandlung zu ihrem Ende kommt. Dies kann unter Umständen auch durch einen Übergang in die Tagesklinik erfolgen. In der ersten Zeit werden die Patientinnen und Patienten dort wochentags täglich acht Stunden behandelt. Unsere Erfahrungen haben sehr bald gezeigt, dass es Personen gibt, die schon sehr lange aus dem Arbeitsprozess heraus sind – es dauert immer noch fünf bis sieben Jahre, ehe psychosomatisch Erkrankte eine spezifische Behandlung erfahren. Daraus ergibt sich in vielen Fällen, dass schon längere Zeiten der Arbeitsunfähigkeit vorliegen, bevor die Personen in die Klinik kommen. Beim Wiedereinstieg ins Berufsleben können sie deshalb trotz Wiedereingliederungsmaßnahmen seitens des Arbeitgebers Schwierigkeiten verschiedenster Art bekommen. Damit diese umgehend im vertrauten Umfeld der Klinik mit den Therapeutinnen besprochen werden können, ist es möglich, einen allmählichen Ausklang der klinischen Betreuung zu vereinbaren, falls die Versicherung zustimmt. Das bedeutet, die wöchentlichen Behandlungstage auf zwei zu reduzieren und drei Arbeitstage zu ermöglichen. Mit dieser Modalität ist es schon sehr oft gelungen, den Wiedereinstieg selbst nach eineinhalb Jahren der Arbeitsunfähigkeit (oder länger) erfolgreich mitzugestalten.

Zurück zu Fallbeispiel 1:

Für Herrn Nerd kam das tagesklinische Setting nicht infrage. Nach sechs Wochen stationärer Therapie wollte er wieder zurück an die Arbeit. Da diese impliziert, dass er häufig abwesend ist, konnte er weder tagesklinisch noch ambulant weiterbehandelt werden. Während seiner Zeit in der Klink hatte er bei mehreren Patienten deren Verabschiedung miterlebt. Auch ihm wurde von allen

Mitpatientinnen und -patienten in einer Abschiedsrunde Lebewohl gesagt. Er erhielt von jeder Person ein Feedback und Wünsche für sein künftiges Leben. Einzelne, mit denen er vertrauteren Umgang gepflegt hatte, drückten den Wunsch aus, ihn wiederzusehen, weil er für sie mit seiner Präsenz, seiner Lebendig- und Verlässlichkeit sehr hilfreich gewesen war. Dass ihm der Abschied mit diesem Aufwand widerfuhr, berührte Herrn Nerd zutiefst. Als er von zu Hause zum Studium fortgegangen war, hatte keiner von seinen Eltern davon Notiz genommen.

Es hat sich bei uns eingespielt, dass diejenigen, die in der Klinik bleiben, und diejenigen, die gehen, sich zur Erinnerung ein kleines Präsent überreichen. Die lange Zeit intensiver Begegnungen bedeutet für so manche Person eine einmalige Erfahrung.

1.9 Umgang mit Suizid in der Klinik bzw. von klinisch behandelten Patientinnen und Patienten

Wenn Suizidalität, die als Ausdruck absoluter seelischer Überforderung und Überwältigung zu betrachten ist, bei einzelnen Personen nicht sicher ausgeschlossen werden kann, bitten wir eine psychiatrische Fachkraft, mit dieser zu sprechen. Allein diese Rückversicherung bewirkt vielfach eine erste Stabilisierung, macht sie doch dem Patienten erlebbar, in seiner Überforderung wahrgenommen und ernst genommen zu werden: ihm wird der erforderliche Schutz gegeben. Neben die Erfahrung, dass jemand zu ihm verbindlich in Beziehung tritt, kann im Einzelfall ein zusätzlicher Schutz gestellt werden, indem der Patient situativ bedingt eine beruhigende Medikation erhält: »In diesen Fällen kann das Angebot hilfreich sein, den Therapieprozess mit einer medikamentösen Behandlung einzuleiten, um so zunächst eine (graduelle) Symptomreduktion zu erzielen. Hierdurch können eine erste Entlastung erreicht, die ›Ummauerung‹ des Patienten gelockert und die den psychotherapeutischen Prozess behindernden Überzeugungen verändert werden. Außerdem stärkt dieses Vorgehen oftmals die ›therapeutische Allianz‹, und es bietet sich anschließend häufig die Möglichkeit, die Rationale der Psychotherapie (noch einmal) zu verdeutlichen und für ein multimodales Vorgehen zu werben« (Dörner u. Plog, 2019, S. 467). Nur in ganz vereinzelten Fällen war es in den letzten zehn Jahren notwendig, Patientinnen und Patienten zu ihrem Schutz auf eine geschlossene Abteilung eines psychiatrischen Krankenhauses zu verlegen.

Zurück zu Fallbeispiel 1:

Soweit kam es für Herrn Nerd nicht. Und doch stellte sich ihm die Sinnfrage sehr deutlich. Sein Leben in derselben Geschwindigkeit zu führen und unvorbereitet zu sein, wenn das Schicksal zuschlägt, wollte er nicht mehr. Über gesicherte emotionale Ressourcen in durch regelmäßige Kontakte gepflegten Beziehungen zu Familie oder Freunden zu verfügen, war ihm nun sehr wichtig. Er nahm sich fest vor, nicht noch einmal in solch ein tiefes Loch zu fallen, wie das, das ihn in die Behandlung bei uns geführt hatte. Dafür besuchte er noch während der Klinikzeit seine Eltern und nahm den dünnen Beziehungsfaden zu ihnen wieder auf.

In den zurückliegenden 23 Jahren des Bestehens ist es zu einem vollendeten Suizid in der Klinik gekommen. Eine weitere Patientin hatte sich mit Tabletten in unserer Klinik vergiftet, sie verstarb auf der Intensivstation eines ortsnahen Krankenhauses. Ein weiterer Patient nahm sich zu Hause während einer Beurlaubung das Leben. Während der ersten zehn Klinikjahre haben sich zusätzlich einzelne Patienten nach ihrer Entlassung suizidiert, die noch anderen Patienten bekannt waren, die sich zu diesem Zeitpunkt in klinischer Behandlung befanden. Danach haben wir keinen Suizid einer unserer Patientinnen mehr beklagen müssen.

Wenn wir vom Freitod einer Patientin erfahren, auch wenn dieser außerhalb der Klinik, z. B. zu Hause oder kurz nach der Entlassung vollzogen worden ist, werden alle therapeutischen Sitzungen abgebrochen und alle behandelnden und behandelten Personen in unseren Gruppenraum gebeten. Dort wird ihnen die Nachricht vom Klinikleiter persönlich überbracht. Es wird der Verstorbenen in einer Schweigeminute gedacht. Wer von den Anwesenden etwas in der Runde sagen möchte, erhält hierzu Gelegenheit. Und jedem wird die Möglichkeit genannt, sich mit der Pflege in Verbindung zu setzen und ein therapeutisches Einzelgespräch mit einer Ärztin oder Psychologin zu führen.

Das therapeutische Team bearbeitet die Nachricht später in der Mittagsbesprechung. Jede und jeder hat auch hier die Gelegenheit, auszusprechen, was sie bzw. ihn an den Verstorbenen erinnert und was sein Tod in ihr/ihm auslöst. Wer von der Suizidnachricht überwältigt ist, weil es eine besondere therapeutische Beziehung zu dem Verstorbenen gab, oder über die Tatsache, dass sich jemand aus unserem Kontext das Leben genommen hat, schockiert und aus der Fassung geraten ist, kann sich mit einem Arzt oder Psychologen seines Vertrauens ins Gespräch bringen. Sollte dies nicht ausreichen, wird der Person empfohlen, sich an ihre Supervisorin zu wenden.

Als sich in unserer Klink ein Patient in seinem Zimmer erhängt hatte, fuhren die Pflegedienstleiterin und die Oberärztin zu der Ehefrau des Verstorbenen, um die Nachricht persönlich zu überbringen und Hilfe anzubieten. Der Klinikleiter unterbrach seinen Urlaub, um vor Ort zu sein und durch seine Präsenz Unsicherheiten zu nehmen. Für die Staatsanwaltschaft, die in solch einer Situation stets ein Fremdverschulden ausschließen muss, war der Klinikleiter der persönliche Ansprechpartner.

So gut wie immer führen Angehörige von Personen, die sich während oder kurz nach der Behandlung das Leben genommen haben, mit dem Chefarzt oder einer der Oberärztinnen ein Gespräch, um das Geschehene besser zu verstehen und mit ihm klarzukommen.

1.10 Haltung des Nichtwissens und die Notwendigkeit, zu entscheiden

Ein komplexer multiprofessionell gestalteter therapeutischer Prozess, wie er sich zwangsläufig ergibt, wenn in einer Klinik mehrere Ärztinnen und psychologische Fachkräfte gemeinsam mit Kreativtherapeuten, Krankenschwestern und -pflegern sowie Krankengymnasten einen Patienten behandeln, erfordert vonseiten der Leitung unbedingt eine innere Haltung des Nichtwissens (Anderson u. Goolishian, 1992). Die Leitungsperson, die einen Patienten aus eigenen Gesprächen kennt, hat sich in ihnen sicherlich Hypothesen zur Krankheitsentwicklung und ihrer Therapie gebildet. Die Bedeutung, die diese Perspektive hat, erhält sie durch diesen Zweierkontakt. Die Leitungsperson bringt sie ins Team mit ein. Wenn das Team gemeinsam reflektiert, ergeben sich unter Umständen andere, für den therapeutischen Prozess in der Einrichtung vorrangigere Schwerpunkte, die von allen mitgetragen und bearbeitet werden können. Die Leitungsperson bleibt offen für diese Relativierung der eigenen Sichtweise und trägt das Ergebnis des Teamprozesses mit.

Wenn alle im täglichen Mittagsteam zusammensitzen, werden Behandlungsverläufe der Patientinnen besprochen. Jemand stellt z. B.

eine Frage und verdeutlicht, wie es zu dieser Fragestellung gekommen ist. Sodann werden erst einmal alle gefragt, wie ihnen die Patientin begegnet ist, welche Eindrücke sie mitteilen können, welche Fantasien ihnen während des Berichts gekommen sind. Wird zu Beginn der Diskussion ein Lösungsansatz formuliert, was immer wieder passiert, so wird dieser nicht weiter vertieft. Zunächst soll allen Beteiligten die Möglichkeit gegeben werden, ihre Begegnungen, ihr Erleben in der Interaktion mit der Patientin, ihre dadurch angeregten Vorstellungen zu beschreiben, frei von der Notwendigkeit, eine Lösung parat zu haben. Die Gruppendynamik, die sich dabei im Team ergibt, wird auch verstanden als ein Spiegelbild der inneren Dynamik der Patientin. Dabei gilt, dass alle Beobachtungen als gleichwertig angesehen werden, egal wer sie gemacht hat. Biografische Verknüpfungen werden ergänzt. Hieraus lässt sich eine Essenz formulieren, die der eingangs fragenden Person weiterhilft. Es geht dabei nicht um absolut richtige, sondern vorrangig um weiterführende Antworten auf die gestellte Frage.

Aufgabe der Leiterin bzw. des Leiters ist es dabei, den Prozess in Gang zu halten, frühzeitige Konklusionen zurückzustellen sowie möglichst alle zu einem Statement zu motivieren. Die Antwort, die die fragende Person daraus formuliert, muss die leitende Fachkraft verantworten können. Wenn es z. B. um die Frage geht, ob ein Patient als stabil genug für eine weiterhin Trauma konfrontierende Arbeit eingeschätzt wird. Reicht seine Stabilität hierfür erkennbar aus, und können alle im Team, die dem Patienten tagtäglich begegnen, dieses Vorgehen mittragen, spricht nichts gegen diese Form der Behandlung. Hat jemand aus der Runde jedoch Bedenken, so bittet die verantwortliche Leitung den Patienten zu einem persönlichen Gespräch, um sich unmittelbar einen Eindruck von dessen psychischer Stabilität zu verschaffen. Die in der Begegnung gewonnen Eindrücke und Erkenntnisse werden am nächsten Tag ins Team getragen. Dort werden sie mit in die Entscheidung darüber aufgenommen, wie weiter vorgegangen wird.

Dieses Vorgehen ist ein Tribut an die begrenzte Zeit während der gemeinsamen Besprechung. Es kann durchaus vorkommen, dass sich der Patient in der Zwischenzeit schon wieder stabilisiert hat. Am nächsten Tag kann in diesem Fall die Art der Behandlung trotz der Bedenken der leitenden Person, die sie aus ihrem Einzelkontakt mit dem Patienten gewonnen hat, von ihr mitgetragen werden, sollte weiter destabilisierend in einem therapeutischen Einzelsetting gearbeitet werden. In einem anderen einzeltherapeutischen Kontakt wird dann zum Ausgleich verstärkt stabilisierend interveniert. Das Wechselspiel zwischen Destabilisierung eingefahrener Muster bei gleichzeitigem Stabilisierungseffekt auf Ebene der tragenden Beziehung ist ein wesentliches Moment unserer Arbeit: Dekonstruktion und Verstörung brauchen die Sicherheit eines stabilen Beziehungsrahmens (von Schlippe u. Schweitzer, 2019, S. 82 ff.).

Es liegt in der Verantwortung der Leitung, dass keine Entscheidungen getroffen werden, die sie nicht mittragen kann. Daher sind von ihr hohe fachliche Kompetenz zu verlangen und gleichzeitig ein ausreichendes Maß an Präsenz, nicht nur während der Teambesprechungen, sondern auch im Klinikalltag. Dies ist im Prinzip nur zu gewährleisten, wenn sie allen Menschen, für die sie die Behandlungsverantwortung trägt, selbst im Gespräch begegnet ist, sich einen persönlichen Eindruck verschafft sowie eine erste – vorläufige – Diagnose gestellt hat. Deren Fortschreibung lenkt die Leitung in den täglichen Teamgesprächen.

1.11 Das Team als Diagnoseinstrument

Diese multiprofessionellen Besprechungen haben sich in der Differenzialdiagnostik von unschätzbarem Wert gezeigt. Wenn alle, die einer Patientin im Alltag begegnen, ihre Beobachtungen zusammentragen, und ihre daraus abgeleiteten Erkenntnisse, manchmal auch Verdachtsmomente, austauschen, kann es gelingen, somatisch begründete von psychodynamisch induzierten Symptomen zu unterscheiden.

Fallbeispiel 4:

Herr Kopfleid, 47 Jahre, war in die Klinik mit psychosomatischen Kopfschmerzen und einer Erschöpfungssymptomatik aufgenommen worden. Vom therapeutischen Team wurde er jedoch nicht wie jemand mit seelisch begründeten Spannungskopfschmerzen wahrgenommen. Es war nicht gelungen, dieses fremde Gefühl näher zu spezifizieren. Mehrere aus dem therapeutischen Team waren verunsichert. Doch auch die erneute neurologische Untersuchung hatte einen unauffälligen Befund ergeben. Wir nahmen unsere Wahrnehmung jedoch ernst und überwiesen den Patienten zur kernspintomografischen Untersuchung. Diese machte einen Gehirntumor in einem Bereich sichtbar, der keine neurologischen Ausfälle in der Peripherie verursachte.

Derart konnten wir in mehreren Fällen aufgrund der im Team ausgetauschten Wahrnehmungen eine wegleitende somatische Diagnostik einleiten. Ein Mensch mit einem schweren körperlich begründeten Erschöpfungszustand begegnet uns ganz anders als eine schwer depressive oder infolge eines Burnouts erschöpfte Person. Hier sind die Beobachtungen aus der Krankenpflege und der Krankengymnastik von großem Wert. Die unterschiedliche emotionale Schwingungsfähigkeit wird insbesondere vom kreativtherapeutischen Personal in ihren Begegnungen mit den Patientinnen mit großer Sensibilität erspürt.

Durch das Zusammentragen der unterschiedlichen Perspektiven, mit denen wir den Patientinnen und Patienten begegnen, sichern wir einen großen Teil unserer Diagnostik ab. In der Psychosomatik bewahrheitet sich tagtäglich, dass Therapie Diagnostik und Diagnostik Therapie bedeutet (Luban-Plozza, Otten u. Petzold, 1998). Die Aufgabe der Gesprächsleitung liegt darin, die Teammitglieder zum Mitteilen der eigenen Wahrnehmungen zu ermuntern, den Kommunikationsfluss in Gang zu halten und auch Konflikte untereinander zuzulassen, die anschließend für das Verständnis von der Psychodynamik des Patienten genutzt werden können.

2 Verantwortung der Leitung für die Therapie und weitere Leitungsaufgaben

Angesichts der Vielfalt der Perspektiven, die sich in der Teamreflexion zeigen, wird es am Ende einer Patientenbesprechung in der Regel notwendig, eine – vorläufige – Festlegung über das weitere therapeutische Vorgehen zu treffen, die für alle verbindlich ist. Hier kommt die besondere Verantwortung der Leitung ins Spiel. Sie muss jede einzelne Entscheidung nicht unbedingt formulieren, aber mittragen können und sie auch nach außen vertreten. Darauf können sich alle Mitarbeitenden verlassen. Dafür sind Offenheit und die Gewissheit erforderlich, dass alle sich daran halten. Dass die heute getroffene Entscheidung morgen schon ganz anders ausfallen kann, weil sich wesentliche neue Aspekte ergeben haben, die zuvor noch nicht bekannt gewesen waren, zeigt die therapeutische Wirklichkeit tagtäglich. Jede Diagnose und jeder therapeutische Ansatz bleibt somit stets vorläufig. Wenn sich z. B. die Beziehung zu den Therapeuten sehr zäh gestaltet, gleichzeitig eine hohe Schutzbedürftigkeit des Patienten beschrieben wird, kann das zur Absprache führen, den Patienten zunächst weiter zu stabilisieren und nicht darauf zu insistieren, einer vermuteten Missbrauchs- oder Gewalterfahrung nachzugehen, die als ein anderes Geheimnis »gespürt« wird.

Zurück zu Fallbeispiel 1:

Herr Nerd war anfänglich mit dem Anspruch an sich in die Therapie gekommen, dass diese mit größtmöglicher Offenheit und hohem

Engagement seinerseits sehr bald zum Erfolg führen müsste. Dass die Konfrontation mit schmerzlichen Verlusterfahrungen, dem Kontraktbruch zur Familie, dem Vermissen von emotionalem Rückhalt in einer tragenden Beziehung angesichts des tragischen Unfalls seines engsten Freundes, ihn enorm viel Kraft kosten würden, die er gar nicht mehr hatte, sondern erst aufbauen musste, stellte sein ganzes Selbstbild infrage, entlastete ihn aber gleichzeitig auch. Denn sich um andere zu kümmern, ohne selbst bei Kräften zu sein, hatte weder ihm gutgetan noch seinem Freund und dessen Frau.

Menschen haben oftmals verlernt, über sich, ihre Bedürfnisse und Erfahrungen zu sprechen. Parolen wie »Nimm dich nicht so wichtig!« oder »Es interessiert niemanden, was dich angeht!« oder noch viel weiter gehend: »Das ist ein Geheimnis zwischen uns beiden. Wenn du darüber zu irgendjemandem sprichst, dann töte ich dich!« oder, etwa bei Missbrauch: »Wenn du darüber sprichst, dann geht die ganze Familie kaputt, und das möchtest du doch nicht, oder?«, sind in einzelnen Personen mitunter tief verankert. Unaussprechliches über die Lippen zu bringen und das Risiko einzugehen, es jemandem mitzuteilen, setzt größtes Vertrauen zum Gegenüber und auch zum Klinikteam insgesamt voraus. Menschen haben möglicherweise schlechte Erfahrungen gemacht, wenn sie über etwas gesprochen haben, das sie verletzt hat und das gleichzeitig einen geliebten oder zu liebenden Menschen in ein schlechtes Licht rückt. Sie sind dann unter Umständen verleitet, es ausschließlich der ihnen besonders nahestehenden therapeutischen Fachkraft anzuvertrauen. Jeder Patient ist bei uns darüber informiert, dass alles, was in der Therapie besprochen wird, im Team weiter durchgearbeitet wird. Wenn er etwas ganz im Vertrauen ansprechen möchte, von dem er noch nicht will, dass die Therapeutin es weiterträgt, so bittet diese ihn, mit der Mitteilung so lange zu warten, bis das Vertrauen in das gesamte

Team ausreichend gewachsen und es für den Patienten in Ordnung ist, dass es das gesamte therapeutische Team erfährt. Diese Transparenz stärkt den Zusammenhalt im Team und macht für den Patienten die Kraft spürbar, die davon ausgeht, wenn im übertragenen Sinne die ganze Familie zusammenhält. Dies ist für so manchen Patienten eine enorme, seine bisherige Sicht korrigierende Erfahrung und kann zu einem Modell werden, seine eigene Familie und das Miteinander in diese Richtung weiterzuentwickeln.

Zurück zu Fallbeispiel 1:

Herr Nerd hatte den Satz, sich nicht wichtig zu nehmen, zu Hause nie so explizit gehört. Er hatte jedoch den Eindruck gewonnen, nicht wichtig zu sein. Seine Eltern waren beide beruflich hoch engagiert. Aufmerksamkeit für den einzigen Sohn, ein »Unfallkind«, brachten sie nur unzuverlässig auf. Dieser orientierte sich früh nach außen, fand Freunde, die für ihn zur Ersatzfamilie wurden. In den ersten Jahren war für Herrn Nerd seine Oma sehr wichtig, sie hatte ihn vom Kindergarten und der Grundschule abgeholt, ihm Mittagessen gekocht, mit ihm gespielt und war für ihn bis am späten Nachmittag immer da. Dies hatte sich mit dem Besuch des weiter entfernt liegenden Gymnasiums geändert. Fortan war er verstärkt auf sich gestellt. Seine Eltern hatten sich in dieser Zeit vermehrt gestritten, und zwischendurch war die Mutter auch einmal für ein paar Wochen ausgezogen. Damals hatten die Eltern keine Kraft mehr übrig für Achtsamkeit und Präsenz gegenüber ihrem Sohn.

Die Verlässlichkeit und Aufmerksamkeit im therapeutischen Team für seine Belange und, dass er von Mitpatienten gefragt wurde, wie es ihm gehe, wie er etwas erlebe, rührte Herrn Nerd während seiner Zeit in der Klinik oft zu Tränen – beides war ihm aus seiner Familie nicht bekannt.

Familienangehörige werden in die therapeutische Auseinandersetzung miteinbezogen. Dies geschieht aber erst zu einem Zeitpunkt, wenn Therapeutin und Patientin den Eindruck haben, dass es für den weiteren Therapieverlauf gut ist. Manchmal wird Angehörigen, wenn sie selbst über lange Zeit unter der Erkrankung des Patienten sehr gelitten haben, die Möglichkeit genannt, Einzelgespräche mit einem externen Therapeuten zu führen, d.h. einem, der nicht zum Klinikteam gehört.

Fallbeispiel 5:

Frau Meiner, 19 Jahre alt und Studentin, wurde bei der Klinikaufnahme von ihrer Mutter begleitet. Die Mutter drängte darauf, unbedingt mit einem Arzt über ihre Tochter zu sprechen. Die Tochter stimmte dem zu und wollte das Sprechzimmer verlassen. Sie wurde vom Arzt jedoch gebeten, dabeizubleiben. Es wurde deutlich, wie sehr die alleinerziehende Mutter schon seit vielen Jahren in Sorge um die Tochter war. Diese hatte schon mit 14 Jahren einen Suizidversuch unternommen und sich später immer wieder selbst verletzt. Während sie dies sagte, sank die Tochter immer mehr in sich zusammen, so als erlebte sie sich geprügelt bzw. angeklagt, schuld an den Sorgen der Mutter zu sein, und bemüht, diese erdrückende Last auf sich zu nehmen, um diese zu entlasten.

Es war deutlich, dass es zunächst einmal darum gehen musste, die Patientin zu schützen, damit diese all das Gesagte nicht wieder gegen sich selbst richtet. Das Gespräch wurde daher mit dem Hinweis an die Mutter beendet, dass wir uns jetzt erst einmal um die Tochter kümmern würden. Wir teilten der Mutter aber außerdem mit, dass es auch ihr nach so langer Zeit der Sorge guttun könnte, wenn sie sich vertrauensvoll jemandem mitteilen würde. Sie wirkte zunächst überrascht, es ginge doch vorrangig um die Tochter. Als wir ihr versicherten, dass wir sehr achtsam auf diese eingehen würden, konnte sie annehmen, sich in der Ambulanz auch einen Termin für sich selbst geben zu lassen.

Nach der klinischen Behandlungsphase der Tochter wurden einzelne Gespräche gemeinsam mit beiden geführt. Es wurde erkennbar, wie wichtig beiden der Kontakt zueinander war. Um künftig einer Überforderung zu begegnen und eine schrittweise Ablösung voneinander zu ermöglichen, wurden in Anlehnung an Empfehlungen der Arbeitsgruppe um Mara Selvini Palazzoli Regeln verschriftlicht (Selvini Palazzoli, Cirillo, Selvini u. Sorrentino, 1996): Die Tochter und die Mutter bekamen in einem geschlossenen Umschlag eine Anleitung überreicht, ohne zu wissen, dass die jeweils andere die gleiche Information erhalten hatte. Sie sollten sich über die erhaltenen Regeln nicht austauschen. Sie beinhalteten unter anderem die Empfehlung, abends einmal in der Woche ohne Vorankündigung später heimzukehren als erwartet. Das Handy sollte dabei ausgeschaltet bleiben, und es soll nicht darüber gesprochen werden, wo sich die Einzelne aufgehalten hat. In der nächsten Sitzung wurde darüber ebenfalls nicht gesprochen, sondern es wurde zirkulär hinterfragt, was die Einzelne von der anderen glaubt, wie diese die Abwesenheit erlebt hat, und wie sie zu dieser Sicht gekommen sein könnte. Im Verlauf der nächsten Sitzungen wurde die Trennungszeit immer weiter verlängert bis zu einem gesamten Wochenende, an dem die Abwesenheit lediglich mit einem Zettel auf dem Tisch angekündigt wurde. Es wurden in der Folge Rituale und Rhythmen vereinbart, wann Mutter und Tochter sich begegnen. Darüber hinaus wurden beide gebeten, dem Wunsch nach einem intimen Dialog mit einer besten Freundin oder einem guten Freund nachzukommen.

Fallbeispiel 6:

Herr Rastlos, 57 Jahre, war ein erfolgreicher Unternehmer, der, als er vor vier Jahren einen schweren Autounfall erlitten hatte, sein Leben total umgestaltete. Er zog sich aus dem operativen Geschäft zurück und setzte stattdessen einen Geschäftsführer ein. Die häufigen Schmerzen im Schulter- und Nackenbereich, die Konzentrationsschwierigkeiten und der Verlust von Lebensfreude versuchte er, durch häufige Urlaube im Süden in Hotels mit einer guten Spa-Abteilung und den dort möglichen Massagen in den Griff zu bekommen. Doch seine depressive Stimmung und die Schmerzen blieben.

Als er sich in unserer psychosomatischen Klinik vorstellte, war er sich zunächst unsicher, ob wir ihm helfen könnten. Er wirkte misstrauisch und konnte es nicht mit sich vereinbaren, auf Hilfe angewiesen zu sein, erst recht nicht auf »sprechende« Hilfe. Er hatte bisher alle seine Probleme allein gelöst. Doch bereiteten ihm sein Bluthochdruck und auch die Angst, wie seine Mutter an Demenz zu erkranken, innere Unruhe.

Seine beiden erwachsenen Kinder, eine Tochter, 24 Jahre, und ein Sohn, 21 Jahre, studierten. Weil seine Tochter erkennen ließ, dass sie gern seine unternehmerische Nachfolge antreten würde, hatte er den Betrieb nicht schon längst verkauft. So, wie er den Werkstattbetrieb des Vaters übernommen hatte und zur Freude seines Vaters zu einem großen Unternehmen ausgebaut hatte, wollte er dieses seiner Tochter übergeben. Sein Sohn studierte Musik und war nicht an seiner Nachfolge interessiert.

Im Erstgespräch mit Herrn Rastlos kam nach zwei Drittel der Zeit seine Ehefrau dazu. Sie berichtete, dass ihr Mann ihr fremd geworden sei. Sie kannte ihn als jemanden, der bis zu seinem Unfall nur auf der Überholspur des Lebens unterwegs war, und dies auch nach seinem Unfall noch ein Jahr lang weiter versucht hatte. Doch statt einzusehen, dass er aus gesundheitlichen Gründen, wie sie es sah, aufhören sollte, zu arbeiten, rationalisierte er die Übergabe an einen Geschäftsführer ausschließlich als Akt seiner gestalterischen Autonomie und lebte weiterhin in dem Selbstbildnis des Machers. Sie machte im Erstgespräch erkennbar, wie schwer es ihr fiel, ihn so zu erleben, und bat darum, gründlich zu untersuchen, worin seine Veränderungen sich begründeten, und an seiner zunehmenden sozialen Isolierung zu arbeiten. Auf beides konnte sich Herr Rastlos nur bedingt einlassen, stimmte einer klinischen Behandlung jedoch zu, um der gewünschten Intensität der Untersuchungen gerecht zu werden und alles Erforderliche mitzumachen, um seiner Frau entgegenzukommen.

In den ersten Sitzungen wurde von uns angestrebt, Herrn Rastlos zu verdeutlichen, dass eine Therapie nicht das Ziel verfolgte, seine Autonomie einzuschränken und ihn zu gängeln, sondern ihm seine Autonomie im Soziokontext seiner Familie unter Berücksichtigung seiner Möglichkeiten nach dem Unfall zurückzugeben. »Lernen im System« fiel ihm schwer, er versuchte sehr bald, eine dominante Rolle in der therapeutischen Gemeinschaft einzunehmen. Die Mitpatienten begegneten ihm verständnisvoll integrierend und gleichzeitig auch erkennbar machend, dass alle von ihnen erwachsen genug seien, sich autonom einzubringen, und sie seiner Dominanz nicht bedurften.

Es wurde für ihn zu einer völlig neuen Erfahrung, nach seinem Befinden, seiner Sichtweise und seinen Erlebnissen gefragt zu werden und zu beobachten, dass es nicht um schnelle Lösungen ging. Bedingt durch die unterschiedlichen Rituale wie gemeinsame Mahlzeiten, die mit viel Zeit eingenommen wurden, häufigem Beisammensitzen auf der Terrasse, täglicher Einzel- und Gruppentherapie, lockerte sich seine Zunge. Er beteiligte sich vermehrt an Gesprächen, führte diese auf Augenhöhe, respektvoller, und erfuhr viel positive Resonanz. Einem Mitpatienten fühlte er sich sehr freundschaftlich verbunden, als seien sie Seelenverwandte. Mit ihm gelang es Herrn Rastlos, über intimste Nöte zu sprechen, sein Sich-selbst-fremd-geworden-Sein, seine Sorge, keinen Ausweg zu erkennen, sein Erleben, zum ersten Mal in seinem Leben keine schnelle Lösung parat zu haben. Sein Selbst gründete auf seiner Autonomie und seinen Gestaltungsmöglichkeiten, die er sich aufgebaut hatte. Er empfand, wie er es im einzeltherapeutischen Gespräch ausdrückte, Trauer und war dennoch zuversichtlich, einen Weg für sich zu finden, auch wenn er noch nicht die Richtung und das Ziel klar benennen konnte.

In Einzelgesprächen wurden diese Beobachtungen, die er selbst machte, reflektiert und von ihm auf die familiäre Situation übertragen. Seine Familie befand sich in mehreren Umbruchsituationen. Seine Kinder waren erwachsen und suchten selbstbestimmt ihren Weg. Er selbst war nun Privatier und nur noch als Aufsichtsrat beruflich aktiv. Seine Frau hatte sich, als die Kinder in der Pubertät waren, auf ihren eigenen Weg gemacht und sich zunehmend sozial engagiert. Für ein gemeinsames Wir im Alltag hatte in dieser Phase keine Notwendigkeit bestanden, da er beruflich noch sehr stark eingebunden war. In dieser Zeit waren sowohl seine wie auch ihre Eltern in ein Alter eingetreten, in dem sie zwar noch nicht versorgt werden mussten, aber zunehmend Hilfe und Unterstützung suchten.

In der Therapie fiel Herr Rastlos anfänglich in sein altes gewohntes Muster zurück. Er nahm die Sache selbst in die Hand, gestaltete mit Dominanz die Interaktionen und war überrascht über das entgegenkommende Verhalten in der therapeutischen Gemeinschaft und die gleichzeitige Botschaft, die ihn sehr wohl erreichte, dass jeder nach seinen eigenen Lösungen sucht und man miteinander spricht, nicht um fertige Lösungen serviert zu bekommen, sondern weil es dem Miteinander dienlich ist. Er formulierte in seinem beruflichen Alltag ziel- und lösungsorientiert, hatte viele Entscheidungen allein getroffen und die anderen mitgezogen. Doch was war in der

Klinik sein Ziel? Und was das Ziel der anderen? Wie fanden diese zu Lösungen, wenn alles zunächst ganz einfach schien und sich dennoch verknotete? Er wurde gefragt, wie er sich in vergleichbaren Situationen gefühlt hatte. Diese Frage war für ihn ganz neu. Nach Gefühlen war er noch nie gefragt worden. Und es hatte sich gut angefühlt, wie er später im therapeutischen Gespräch sagte.

Der klinische Kontext birgt eine ganz besondere Chance. Menschen, die in ihren privaten und beruflichen Kontexten gewohnt sind, sich jeweils den Umständen anzupassen bzw. sich diese passend zu machen, stellen hier fest, dass es um sie, um ihr Erleben, ihr Empfinden geht.

Zurück zu Fallbeispiel 6:

Die zweite Ebene der klinischen Behandlung von Herrn Rastlos bestand in der neuropsychologischen Untersuchung, nachdem im Kernspintomogramm Substanzdefekte im Stirnhirn und seitlich davon nachgewiesen worden waren. Darauf ließen sich seine Leistungseinschränkungen und die Antriebsstörung mit zurückführen. Wir begannen eine neuropsychologische Mitbehandlung, die mit einem Antidepressivum in niedriger Dosierung unterstützt wurde. Sein Schlaf und seine Grundstimmung verbesserten sich. Der Patient registrierte dies sehr deutlich, und es fiel ihm leichter, sich auf Gruppengespräche und Stärkung der Wahrnehmung seiner kreativen Fähigkeiten einzulassen. Es stand für ihn zunehmend im Vordergrund, seine Einschränkungen als organbedingt zu akzeptieren und seine Reaktion hierauf als Fortschreiben seines alten Musters »Ich kann alles allein lösen!« zu verstehen, das er ändern wollte.

Zu diesem Zeitpunkt wurden seine Ehefrau und seine Kinder zu einem gemeinsamen Gespräch mit dem Therapeuten gebeten. Ziel war es, zusammen ein nicht defizitorientiertes Gesundheitsverständnis zu entwickeln. Im Gespräch sollten die Möglichkeiten ausgelotet werden, wie das Familien-Wir künftig gestaltet werden kann, so dass jeder seine Freiräume behält und gleichzeitig Begegnungen zum Erleben gemeinsamer Lebensfreude möglich werden.

Herr Rastlos hatte gelebt, als sei nach dem Unfall nach einer gewissen Zeit der Genesung alles wieder beim Alten. Zwar war er zutiefst schockiert gewesen, aber er hatte sogleich wieder in den aktiven Modus umgeschaltet. Er wirkte so, als wollte er einen Hardwaredefekt mit einer schnelleren Datenleitung ausgleichen. Dadurch hat er sich massiv unter Druck gesetzt, wie ihm sein Körper über den erhöhten Blutdruck deutlich machte. Er raste quasi von Wellness-Hotel zu Wellness-Hotel, was ihm früher geholfen hatte, schnell wieder aufzutanken. Er löste sich von der Arbeit, gestaltete diesen Bereich zu seiner Entlastung um, vorgeblich weil er schon immer vorgehabt hatte, früh seine aktive Arbeitszeit zu beenden. Von seiner körperlichen Integrität konnte er sich nicht verabschieden, er blieb im Als-ob-nichts-geschehen-sei-Modus. Indem er seine Traurigkeit nicht akzeptierte, blockierte er jedoch auch seine Lebensfreude.

Es dämmerte ihm in der Klinik zusehends, auch durch die Ergebnisse der neuropsychologischen Untersuchung und der von ihm selbst beobachteten Leistungseinschränkungen, dass er sein Unternehmen nicht mehr selbst weiterführen könnte. Das veränderte das innerfamiliäre Gespräch völlig. Er war nun viel weniger bestrebt, seiner Tochter klarzumachen, wie alles läuft. Er fragte sie stattdessen, wenn sie vom Studium zu Hause zu Besuch war, wie sie weiterkomme und wie es ihr gehe. Er nahm ehrlich Anteil an ihrem Fortkommen und es entwickelte sich eine neue respektvollere Vater-Tochter-Beziehung. Er erkannte, dass seine körperlichen Einschränkungen seine beruflichen Entscheidungen wesentlich mitprägten. Solche behinderten die Tochter nicht, sie hatte sie nicht und konnte vieles mit einem Schwung angehen, den er bei sich von früher kannte.

Ein weiterer Aspekt war für Herrn Rastlos sehr wichtig. Die Haftpflicht- und Unfallversicherung hatte den Schaden immer noch nicht reguliert. Für seine Forderungen erfuhr er zusätzliche ärztliche Unterstützung, weil die neuropsychologischen Untersuchungsergebnisse einen klaren Zusammenhang zwischen dem Unfall und seinen Leistungseinbußen bzw. Stimmungsveränderungen sahen. Nicht als »verrückt« angesehen zu werden, das Geschehen in einen nachvollziehbaren Sinnzusammenhang stellen zu können, der auch entsprechend rechtlich anerkannt wird, war für ihn sehr wichtig. Auch wenn es dabei um viel Geld ging, lag sein Hauptinteresse nicht darauf. Für sein Selbstverständnis war die offizielle Anerkennung der von ihm dargelegten Ursache-Wirkungs-Zusammenhänge bedeutsam. Mit ihnen konnte er ganz gut umgehen. Dies war wichtig für die Rahmung seines Selbst.

Sich als körperlich begründet eingeschränkt bzw. verändert anzuerkennen, gab Herrn Rastlos die Möglichkeit, sein aktuelles Potenzial zu suchen und mit ihm zu experimentieren. Er machte sich im Verlauf seines Aufenthalts bei uns darin viel weniger vor und fragte vermehrt nach. In seine Suche bezog er seine Ehefrau mit ein, die im Abschlussgespräch zurückmeldete, dass sie erstmals seit sehr langer Zeit wieder eine größere Nähe zwischen sich und ihrem Mann spüre. Er erzählte ihr auch von seinen inneren Nöten, der äußerst irritierenden Verstörung nach dem Unfall und fragte, wie sie die letzten Jahre erlebt hatte. Dadurch entstanden Nähe und Verbundenheit sowie das Versprechen, sich gemeinsam auf die Suche nach einer neuen Lebensfreude zu machen – alles Bestandteile einer guten Ausgangsposition für den Weg, der noch vor ihnen liegt.

Auch in der sich dem Klinikaufenthalt anschließenden ambulanten Psychotherapie war die positive Entwicklung gut spürbar.

Reflexions- und Introspektionsfähigkeit, emotionale Schwingungsfähigkeit und Bereitschaft, sich auf einen tieferen Dialog einzulassen, hatten bei Herrn Rastlos deutlich zugenommen. Der Therapeut fühlte sich in der Begegnung mit dem Patienten nach der umfangreichen internistischen und neuropsychologischen Diagnostik sicherer.

2.1 Gewährleistung hoher Professionalität und Interdisziplinarität

Um hohe Professionalität und Interdisziplinarität in einer psychosomatischen Klinik zu gewährleisten, braucht es ein Team aus entsprechend ausgebildeten Fachleuten. Seine Zusammenstellung kann sich mitunter über Jahre hinziehen und ist eine große Herausforderung. Unsere Klinik entwickelt ihren psychosomatischen Ansatz aus der Psychiatrie, der Inneren Medizin und der Psychosomatischen Medizin. Tiefenpsychologisch fundierte Psychotherapie, Verhaltenstherapie, humanistische Psychologie und Systemische Therapie bilden die Wurzeln für unser Psychotherapieverständnis (Kriz, 2014). Wir vermitteln die komplette Weiterbildung in Psychosomatischer Medizin und bilden auch Assistenzärztinnen aus. Durch Kooperation mit Ausbildungsinstituten für Psychologische Psychotherapeuten können wir auch diese Fachgruppe erreichen.

Medizinische Aspekte bestimmen, wie die Klinik geleitet wird. Eine hohe Therapeutendichte mit Fachärzten ist uns wichtig. Es arbeiten bei uns ein Chefarzt und zwei Oberärztinnen sowie drei Assistenzärzte. Wir halten eine pflegerische Versorgung von 1:4 vor, eine approbierte psychologische Verhaltenstherapeutin, mehrere psychologische Psychotherapeuten in Ausbildung und insgesamt acht Kreativtherapeuteninnen in Teilzeit. Diese Vielzahl ist nur möglich, weil in einer Privatklinik alle therapeutischen Leistungen extra abgerechnet werden können. Und da Personalkosten den größten Kostenblock in einer Klinik ausmachen, wird in öffentlichen Kliniken hier oftmals zuerst gespart, anders als bei uns. Es ist uns gelungen, seit der Gründung der Klinik diesen hohen Standard aufrechtzuerhalten.

Die Tätigkeit der Pflege ist vergleichbar mit der von Eltern von pubertierenden und adoleszenten Kindern: Vater und Mutter sind nicht immer mit unmittelbarer Pflege und Versorgung beschäftigt, für ihre Kinder jedoch rund um die Uhr im Standby-Modus. Akute Krisen wie Panik- und Angstattacken, depressive Einbrüche bis hin zu Suizidalität gibt es täglich in unserer Klinik, auf die mit Geduld und Respekt von den Pflegekräften reagiert werden muss. Fordernde und ruhigere Phasen wechseln sich, nicht immer gleichmäßig, ab. Die Pflege muss für jede Situation ausreichend gerüstet sein. Einer hohen emotionalen Forderung müssen die Kolleginnen und Kollegen jederzeit gerecht werden. Hier ist es Aufgabe von Leitung, gegebenenfalls kontrovers mit der Verwaltung zu diskutieren, damit stets genügend Pflegekräfte beschäftigt werden.

2.2 Der Weg ist das Ziel

Angesichts permanenter Personal- und Kurswechsel im Gesundheitssystem, im Versicherungswesen und in der Klinik selbst gilt es, sich keine starren Zielsetzungen vorzugeben. Wenn bei uns jemand aus dem Fachkollegium scheinbar vom gemeinsam abgesprochenen therapeutischen Weg abkommt, wird kritisch gefragt, ob er unter der Prämisse handelt, dass es für die therapeutische Gemeinschaft gut ist. Kann er seine Entscheidung und sein Handeln nachvollziehbar erläutern, wird er unterstützt. Oder es muss diskutiert werden, wie seine Vorstellungen auf den Weg gebracht werden können oder ob er besser auf sie verzichtet, diese einzuführen. Möglicherweise wird der Entschluss zu einer Neuerung auch rückgängig gemacht, weil sie nicht auf den Weg gebracht werden kann.

Auf der verwaltungstechnischen Ebene können Änderungen im Beihilferecht, in der Annahme von Kostenübernahmeanträgen etc. nicht von uns auf ihre Sinnhaftigkeit überprüft werden. Es gilt, sie hinzunehmen und eine pragmatische Antwort auf sie zu finden. Deshalb ist es bei uns üblich, dass die leitenden Ärztinnen und Ärzte die Anträge zur Kostenübernahme nach einer gründlichen Untersuchung der Patientinnen selbst ausfüllen, weil dies zielführender ist. So können wir die Patienten vor überlangen Wartezeiten bis zur Kostenanerkennung schützen.

2.3 Leitung einer therapeutischen Gemeinschaft

Haben wir uns in einer Konfliktsituation authentisch und wertschätzend verhalten? Haben wir dabei den Blick auf die therapeutische Gemeinschaft gelenkt? Oder waren wir zu sehr gebunden in unserer Interaktion mit einem Patienten durch dessen Leid, durch unsere mangelnde Rückkopplung zum therapeutischen Team, durch eigene emotionale Bedürftigkeit? In keinem anderen Fachgebiet müssen sich die Teammitglieder diese Fragen so oft stellen wie in der Begegnungsmedizin.

Es ist unvermeidbar, dass Menschen in Konflikt geraten. Die Chance für eine Auflösung liegt im System der therapeutischen Gemeinschaft. Wenn etwa eine Patientin als Ausdruck einer inneren Krise Symptome entwickelt, so können diese als Ausdruck einer nach innen gerichteten Aggressivität oder als Frustration emotionaler Bedürfnisse interpretiert werden. Entweder fühlt sich die Patientin nicht sicher, nicht gesehen, ist verärgert und kann dies nicht anders als über Symptombildung erkennbar machen. Sie hat vielleicht gelernt, dass ihr Gegenüber in anderen Kontexten, z. B. in ihrer Ursprungsfamilie, mit Ablehnung oder übergroßer Aggression auf geäußerte Bedürfnisse reagiert, entsprechend werden diese von ihr nicht formuliert, sondern bringen sich anders zum Ausdruck. Oder sie wünscht sich mehr Möglichkeiten, sich anzulehnen, sich aufgefangen zu erleben oder verwöhnt zu werden. In der aktuellen Begegnung mag es der Person nicht gelingen, schon zu erkennen, was ihr Symptom ihr sagen will. Vielleicht ist ihr Gegenüber auch nicht das richtige, es mit ihr zu entdecken. Das muss nicht Aufgabe der Leitung sein. Im Gegenteil: Die Frage lautet hier, wer im Team ein besonderes Vertrauensverhältnis zu der Person entwickeln konnte, eine innere Nähe zu ihr spürt, die geeignet ist, Zugang zu ihr zu bekommen. Jene Fachkraft wird den Patienten am ehesten in der nächsten gemeinsamen Begegnung im Schutz dieser Vertrauensbasis an seine innere Verletztheit heranführen können, an erlittene Enttäuschungen und möglicherweise auch an Erfahrungen von Gewalt und Missbrauch.

Das Symptom bietet eine verschlüsselte kryptische Beziehungsbotschaft, die Patient und Therapeutin zu dechiffrieren lernen, um sie für den anderen unmittelbarer und verständlicher auszudrücken. Sie lernen, sich in diesem Prozess ihrer Wir-Bildung bewusst wahrzunehmen und zu reflektieren. Der Patient kann so Selbstvertrauen aufbauen, das ihm in der Begegnung mit anderen Menschen neuen Zugang eröffnen kann und zu einer Stärkung seiner Autonomie führt. Die Person lernt jedoch auch, dass dafür nicht jede Begegnung geeignet ist, sondern sie eine geeignete Begegnung mit einem ihm vertrauten Menschen suchen bzw. aufbauen muss, um ihre Autonomie zu erhalten. Autonomie heißt nicht, alles selbst zu vermögen, sondern vielmehr sich der hilfreichen Menschen bewusst zu sein, denen man zu begegnen sucht, wenn man sie benötigt.

Wenn wir davon ausgehen, dass Krisen zum Zusammenleben von Menschen dazugehören, gilt die Aufmerksamkeit der Leitung nicht nur dem Patienten bzw. der Patientin, sondern auch dem professionellen Gegenüber. Dessen Reaktion auf die Symptombildung konfrontiert die Fachkraft auch mit ihrem Nichtverstehen, lässt sie vielleicht Hilflosigkeit spüren oder Ablehnung durch die Patientin. Sich dieses Gefühls bewusst zu werden, eröffnet der Fachkraft einen neuen Zugang zu dieser Patientin. Denn dass diese sich ihr gegenüber mit ihrem Symptom erkennbar macht, ist auch ein Vertrauensbeweis, und in einer nächsten Begegnung wird es eher gelingen, dieselbe Patientin besser zu verstehen.

Immer wieder entstehen Konfliktparteien, manchmal auch kritische Begegnungen in der Gemeinschaft, und die täglichen Besprechungen mittags haben auch hierin ihre Begründung. Leitung fördert die Auseinandersetzung mit Konflikten. Je stabiler das therapeutische System ist, desto eher ist es auf Konflikte und Krisen vorbereitet, wenn sie auftauchen. Dabei ist es unerheblich, ob die Entstehungszusammenhänge zunächst unverständlich bleiben. In der nächsten Besprechung gibt es immer die Möglichkeit, sich hierüber mitzuteilen und zufriedenstellende Lösungen und Erklärungen zu finden. Das Vertrauen in das System lässt in der Krisensituation selbst weniger Lösungsdruck aufkommen und die Beteiligten gelassener reagieren. Der Einzelne kann sich darauf verlassen, nicht allein dazustehen und die Gelegenheit zu erhalten, sich im Team offen und frei mitzuteilen, sowie Wege zu finden, besser zu verstehen und zu erkennen. Das Team soll durch integrierende, respektvolle und achtsame Leitung idealerweise ein sicherer Ort für alle Mitarbeiterinnen und Mitarbeiter sein, ein Ort, an dem sie zu einem intimen Dialog mit den anderen über ihr Empfinden und ihre Fantasien in der Begegnung mit Patientinnen und Patienten animiert werden.

2.4 Emotionaler Rückhalt

Der emotionale Rückhalt ist eine wichtige Voraussetzung für das Gelingen therapeutischer Arbeit. Dies betrifft auch die Professionellen. Angela Mahnkopf, Marie-Luise Dia, Jürgen Fröhlich, Günter Fuchs und Alexander Röhrig (1998) beschreiben das Reflektierende Team in einer Suizidkonferenz, die auf einer psychiatrischen Station von externen Beratern zeitnah nach einem Suizid geleitet wird. Ihnen zufolge können »der bereichsleitende Arzt, Oberärztinnen und Fachbereichsleiter [...] an dem Gespräch nur teilnehmen, wenn das Team es ausdrücklich wünscht« (S. 77). Das sehen wir in unserer Klinik anders. Als Verantwortung tragende Leitung gehören in unserer Klinik Oberärztinnen und Chefärzte als Teil der therapeutischen Gemeinschaft unbedingt zu den Anwesenden bei z. B. Suizidkonferenzen. Ein solches Ereignis ist bei uns lange nicht mehr aufgetreten, doch wir sind uns bewusst, dass die Möglichkeit eines Suizids jederzeit gegeben ist. Daher sind wir darauf eingerichtet und haben für solche Fälle das folgende Verfahren besprochen, das sich aus unseren früheren Erfahrungen heraus entwickelt hat: Wenn die Leitung nach Unterbrechung aller aktuell laufenden Therapien und Gespräche der therapeutischen Gemeinschaft vom Suizid berichtet, gilt unsere erhöhte Aufmerksamkeit dem subjektiven Erleben aller Anwesenden. Alle, Patientin wie Mitarbeiter einschließlich Leitung, erhalten in diesem Forum die Möglichkeit, eigene Gedanken und Gefühle mitzuteilen. Wer darüber hinaus noch Hilfe benötigt, dem wird diese in gewünschter Form gegeben. Das Mittagsteam bietet den Fachkräften zusätzlich die Gelegenheit, sich sowohl über die eigenen Gefühle weitergehend auszutauschen als auch mit den anderen nach Verständniszusammenhängen zu suchen. Auf diese Weise spürt die Leitung unmittelbar die Überlastung Einzelner und kann ihrer Verantwortung gerecht werden, jede bzw. jeden vor emotionaler

Überflutung und unberechtigten Selbst- und auch Fremdvorwürfen zu schützen. Einer Person, die besonders betroffen reagiert, kann die Möglichkeit zum Rückzug, zu einem persönlichen Gespräch oder gar zu frühzeitigem Beenden der Arbeit an diesem Tag angeboten werden. Darüber hinaus kann die Leitung mit diesem Verfahren gegenüber der Verwaltung authentischer vertreten, dass ein entsprechender Personalschlüssel erforderlich ist.

2.5 Steuerung des Nichtwissens

In professionellen Teams geht es nicht nur um die Steuerung des Wissens, sondern auch um die des Nichtwissens. So ist es auch bei uns. Insbesondere während der Mittagsbesprechung, aber auch sonst werden auf Fragen nach einem künftigen Prozedere, nach einer geeigneten Intervention gern vorschnelle Antworten gegeben. Jeder im Team hat eine Vielzahl ähnlicher Fälle schon selbst erlebt und daraufhin gehandelt. Hier gilt es, die Möglichkeit offenzuhalten, dass jeder Fall seine eigene Dynamik, seine eigenen komplexen Zusammenhänge hat, die sich heute vielleicht schon ganz anders knüpfen lassen als gestern bei demselben Patienten. Je gewichtiger eine Frage ist, desto ausführlicher sollen möglichst alle an der Therapie beteiligten therapeutischen und pflegenden Fachkräfte ihre Sicht schildern können. Das sich daraus ergebende Gesamtbild führt dann zur gesuchten Antwort, die von jedem aufgrund dieses Prozesses gut mitgetragen werden kann. Durch das Hineinbringen ins therapeutische System wird die Dyade zwischen fragendem Therapeuten und Fragen aufwerfenden Patienten aufgelöst. Die Leitung insistiert so lange, keine Antwort frühzeitig zu akzeptieren, bis nicht alle wesentlichen Inhalte von den Fachkräften ausgetauscht worden sind.

2.6 Leitung im Leitungsteam

Im Leitungsteam läuft es ähnlich ab. Bemerkt jemand aus diesem Team einen Konflikt oder eine Krise, werden gemeinsam Mittel und Wege gesucht, diese zu lösen und alle mitzunehmen in Entscheidungen, die getroffen werden müssen. Als bei uns in der Vergangenheit einmal fehlende finanzielle Rücklagen die Auszahlung von Weihnachtsgeld in der Klinik nicht zuließen, konnten dies alle aus der Leitung gegenüber den Mitarbeiterinnen und Mitarbeiter vertreten. Die Situation bewirkte, dass die Angestellten der Einrichtung alle gemeinsam die dringend benötigten Energien aufbrachten, so dass bis Ostern die finanziellen Ressourcen erwirtschaftet wurden, die eine Nachzahlung des Weihnachtsgeldes ermöglichten.

Voreilige Entscheidungen sollten im Leitungsteam von der Leitung gebremst werden. Nur was die therapeutische Gemeinschaft fördert, ist gut und erhaltenswert. Diese Prämisse führt dazu, dass Entscheidungen bei uns deutlich weniger durch vorhandene ökonomische Voraussetzungen bestimmt werden als in vergleichbaren Kliniken. Wenn die gemeinsame Diskussion die Notwendigkeit hierfür erkennbar macht, werden im Sinne der Weiterentwicklung der Arbeit in der therapeutischen Gemeinschaft auch risikoreiche Investitionen bei uns gerechtfertigt. Auf unserem Weg bleiben wir uns treu, die Rahmenbedingungen so zu stärken, dass das System in Krisenzeiten ausreichend belastbar ist. Auch wenn es nicht permanent Krisen und Konflikte gibt, sollten die Klinik und das Team dafür gerüstet sein.

2.7 Unsicherheitsabsorption

Eine wesentliche Führungsfunktion liegt in der Übernahme der Verantwortung für die mit jeder größeren Entscheidung verbundene Unsicherheit (Luhmann, 2000): Eine Entscheidung ist nur dann eine Entscheidung, wenn zwischen zwei und mehr Alternativen gewählt werden muss – und die Entscheidung somit auch anders hätte getroffen werden können. Dies bleibt immer eine Unsicherheit, die von der Leitung ausgehalten werden muss. In Fällen von unklaren, umgehend abzuklärenden somatischen Befunden, externen Begutachtungen eines klinischen Patienten durch die Versicherung zur Kostenabklärung, Entscheidungen, ob wegen groben Fehlverhaltens oder Pairing eine Entlassung ausgesprochen werden muss etc., ist die Leitungsperson jeweils unmittelbar gefordert, Verantwortung zu übernehmen. Auch wenn Kostenerstattungen zurückgefordert werden, juristische Interventionen erfolgen sollen etc., sind medizinische Expertise und die Verantwortung der Verwaltung von der Leitung miteinander in Einklang zu bringen. Die sich darin aufbauenden Spannungen würden im therapeutischen Team Einzelne sicherlich überfordern.

Insbesondere wenn Konflikte von außerhalb gelöst werden müssen, ist dies eine Herausforderung, die die Klinikleitung abfangen muss. So stellte das Finanzamt an unsere Klinik einmal eine in ihrer Höhe extrem existenzbedrohende, in ihrer Berechtigung juristisch jedoch durchaus anfechtbare Nachforderung. Hier waren die Eigentümer bei der Lösung des Problems gemeinsam gefordert, die Mitarbeiterinnen und Mitarbeiter erfuhren erst hinterher von der zwischenzeitlich bedrohlichen Lage. Finanzielle Probleme werden generell nicht mit dem ganzen Team geteilt, es sei denn, dass hierzu dringender Bedarf bestehen sollte wie beispielsweise in der geschilderten Situation mit dem nicht zahlbaren Weihnachtsgeld.

2.8 Niemand leitet allein

Die Eigentümer haben im Leitungssystem eine besondere Stellung: Die Konsequenzen jeder Entscheidung sind unmittelbar von ihnen zu tragen und können nicht an höhere Instanzen abgegeben werden. Sie sind die Verantwortungsträger, die sowohl für das ökonomische Risiko als auch die therapeutische Leistung und Belastbarkeit des Gesamtsystems geradestehen. Ihre regelmäßige Rückkopplung untereinander und mit dem therapeutischen Team sowie auch ihre Bereitschaft, sich zurückzunehmen und zuzuhören, wenn Bedenken geäußert werden, sich ständig bewusst zu sein, dass nicht sie selbst die eigentlichen Leistungserbringer im Kontakt mit den Patienten sind, ist eine wichtige Basis, um der Verantwortung gerecht werden zu können. Sie haben dafür geradezustehen, dass in der Klinik die Rahmenbedingungen stimmen: genügend Personal, ausreichend ansprechende Räumlichkeiten für jeden Zweck, gute Küche und gepflegte Anlagen, die einen angemessenen äußeren Rahmen für die professionelle Behandlung darstellen.

Investitionsentscheidungen werden dann positiv entschieden, wenn in den Diskussionen im Leitungsteam deutlich geworden ist, dass der Return on Investment durch gemeinsame verstärkte Anstrengungen gewährleistet werden kann. In diese Entscheidungsfindung werden alle Leitenden einbezogen, auch wenn das letzte Wort bei den Eigentümern liegt.

2.9 Krisen- und Konfliktmanagement durch systemische Supervision

Wir haben das große Glück, in der Supervision unseres Leitungsteams uns immer wieder explizit unserer ungeklärten Konflikte und unerkannten Krisen im Miteinander bewusst zu werden. Dies war insbesondere beim Wechsel von der Gründer- und Eigentümergeneration ein unverzichtbares Essential. Die Stabilität nicht zu gefährden und gleichzeitig Veränderung anzuregen und hierzu zu ermutigen, ist ein Spagat, der aus heutiger Sicht gelungen ist. Die Qualität der Begegnungen im Alltag haben sich hierdurch verbessert, die Konfliktfähigkeit und -sensibilität wurde gesteigert.

Vor dem Eigentümerwechsel 2005 hatten wir uns im Leitungsteam beraten lassen, wie wir die ökonomische Situation verbessern können. Dies erreichte die Teilnehmenden mental, doch langfristig hat sich davon wenig bewährt. Die Vorschläge waren affektiv nicht annähernd so positiv besetzt wie unser Konzept der therapeutischen Gemeinschaft. Das führte dazu, dass die Vorschläge weder das Leitungsteam näher zueinander brachte, noch an die anderen Mitarbeiter in den einzelnen Teams produktiv weitergegeben werden konnten.

2.10 Übergabe von Verantwortung

Bei Gründung der Klinik haben wir einen Kardinalfehler gemacht: Wir waren davon ausgegangen, dass die Tatsache der Existenz der Klinik angesichts des übergroßen Bedarfs an einer solchen Einrichtung in unserer Region ausreichte, die Belegung zu garantieren. Der erste Monat ohne einen einzigen Patienten belehrte uns eines Besseren. Eine privatwirtschaftlich geführte Einrichtung muss das Feld erst erschließen, im Fall öffentlicher Einrichtungen kann an bestehende Kooperationsstrukturen wesentlich leichter angekoppelt werden. So mussten Flyer und Imagebroschüren entwickelt werden – alle vom ärztlichen Leiter entweder komplett formuliert, mit erarbeitet oder zumindest abgesegnet. Es wurde alles auf die grundsätzlichen Basisaussagen unseres medizinischen Verständnisses und Menschenbildes bezogen, das wir im Alltag auch leben. Das ist uns bis heute gut gelungen, wie uns Patientinnen und Patienten immer wieder bestätigen. Es dauerte aber einige Zeit, bis die Klinik kostendeckend arbeitete.

Recht bald nach der Gründung begannen wir mit regelmäßigen Weiterbildungsaktivitäten für das ärztliche Personal. Kurse in Psychosomatischer Grundversorgung und Veranstaltung von Symposien mit namhaften externen Referenten wurden und werden durchgeführt. Mittlerweile ist die Klinik auch als Anbieter professioneller Weiterbildung in der Region etabliert.

Nach dem Übergang der operativen Verantwortung innerhalb der Eigentümerfamilie werden durch die jüngere Generation moderne Medien zu Werbezwecken verstärkt genutzt. Es wird im Radio und in sozialen Netzwerken sowie an anderen Stellen im Onlinebereich geworben, eine wichtige Erweiterung, durch die unsere Einrichtung in allen Bevölkerungskreisen bekannt wird.

Damit hat sich in den letzten Jahren unser zunächst begangener Pfad deutlich erweitert. Die leitende Psychologische Psychotherapeutin in der Ambulanz baute federführend eine Akademie für Psychosomatik in der Arbeitswelt auf und gestaltete diese inhaltlich. Mit mehreren Fachbüchern, wissenschaftlich abgesicherten Burnout-Fragebögen und einer Vielzahl von Veröffentlichungen in Fachzeitschriften konnten wir unsere Arbeit einem breiten Fachpublikum bekannt machen (u. a.: Hagemann, 2003; Hagemann u. Geuenich, 2009; Geuenich, 2012, 2013).

2.11 Wir

Bei Gründung der Klinik existierte noch keine klare Vorstellung von dem Zusammenleben in einer therapeutischen Gemeinschaft. Diese nahm erst allmählich Gestalt an. Das Pflegepersonal emanzipierte sich zunehmend von den therapeutischen Fachkräften. Wenn sie heute gegenüber einem Patienten eine Abmahnung z. B. wegen unerlaubten Alkoholkonsums aussprechen, ist es, als würde der Chefarzt persönlich sprechen. Entscheidend war auch, dass sich die Position einer Pflegedienstleitung als Bedarf herauskristallisierte, die – wie auch eine Vertreterin der Kreativtherapeuten – Teil des Leitungsteams ist.

Die Teambesprechungen bilden zunehmend das zentrale Forum der Begegnung des therapeutischen Teams. Je stärker das Wir erlebt wird, desto mehr profitieren die Patienten davon. Nicht die Einzelleistung eines Therapeuten oder einer Therapeutin, sondern deren Bedeutung für das gemeinsame Behandeln eines Menschen wird als bedeutsam erkannt. Daher haben Störungen auch stets Vorrang. Wenn jemand emotional sehr beteiligt und stärker verunsichert von einer Therapeut-Patient-Begegnung berichtet, wird ihm genügend Raum gegeben, um im Wir die nötige Unterstützung zu erleben, um die Spannung auszuhalten. Hilfestellung kann auch dadurch gegeben werden, dass jemand, der zu dieser Patientin gut in Beziehung steht, Aspekte aus seinen Begegnungserfahrungen mit der Patientin berichtet, die eine neue Sichtweise ergänzt.

2.12 Netzwerke

Es ist uns gelungen, niedergelassene Ärzte und Ärztinnen verschiedener Disziplinen sowie Chefärzte der ortsnahen Krankenhäuser zu einem verlässlichen Netzwerk zusammenzubringen. Dadurch konnten wir unsere somatische Kompetenz in Diagnostik und Therapie erheblich vergrößern. Besonders hervorzuheben ist die Gründung eines Schmerznetzwerkes, in dem ambulant und klinisch tätige Therapeuten im Sinne einer interkollegialen Supervision Fälle vorstellen und gemeinsam diskutieren. Eine wesentliche Verstärkung ist unseren Nachfolgern durch die Kooperation mit einer leistungsstarken neuropsychologischen Praxis gelungen, die bei uns eine wichtige diagnostische Lücke geschlossen hat. In sehr speziellen Fragestellungen finden wir verlässliche Unterstützung im Universitätsklinikum Aachen.

Die Kooperation mit Ausbildungsinstituten für angehende Psychologische Psychotherapeutinnen und -therapeuten bringt viele anregende Diskussionen ins Team. Dabei entlohnen wir als eine der wenigen Kliniken in Deutschland alle Psychologinnen in Ausbildung wie Assistenzärzte im ersten Ausbildungsjahr. Mehrere der Auszubildenden sind später Teil unseres ambulanten Teams geworden. Der hierdurch ermöglichte Aufbau einer großen Ambulanz gewährleistet, dass Patienten nicht nur klinisch und teilstationär in unserer Einrichtung behandelt werden können. Voruntersuchungen für die Ausfertigung eines Antrages auf Leistungszusage bei der Krankenversicherung für eine klinische, tagesklinische oder ambulante Therapie gehören zum Standard.

3 Unterschiedliche Subsysteme

Die Subsysteme Verwaltung, Küche, Reinigung, Pflege, therapeutisches Team, ärztlich-psychologisches Team und Kreativtherapeutenteam werden in unserer kleinen Klinik als zusammengehörig betrachtet, obwohl auf der operativen Ebene ganz klare Grenzen eingehalten werden. Das wird respektiert, indem jedes System eigene Supervision bzw. eigenes Coaching erhält. Die Frequenz ist dabei abhängig von der Intensität der Begegnung mit den Patientinnen:

In der Klink gibt es für das an diesem Tag anwesende therapeutische Team regelmäßig ein- bis zweimal im Monat Teamsupervision.

Die Assistenzärztinnen und Psychologen in Ausbildung erhalten wöchentliche Intervision und Theoriefortbildung.

Zweimal im Jahr wird das gesamte therapeutische Team systemisch supervidiert. Wochen vor jeder zweieinhalbstündigen Sitzung treffen sich interdisziplinär zusammengesetzte Kleingruppen, um hierfür Themen zu erarbeiten.

Zwei- bis dreimal pro Jahr wird das Leitungsteam – Geschäftsführer und Stellvertreter, Chefarzt und Oberärztinnen, Pflegedienstleitung und eine Vertreterin der Kreativtherapeuten – systemisch supervidiert.

Mehrmals pro Jahr wird das Küchenpersonal gecoacht.

Zusätzlich zu diesen von externen Fachleuten geführten Sitzungen treffen sich täglich mittags das therapeutische Team zur Fallbesprechung unter Leitung des Chefarztes oder eines Oberarztes;

täglich das ärztlich-psychologische Team zur organisatorischen Besprechung, Medikamentenvisite sowie somatischen Visite; vierzehntägig das Therapeutenteam der Ambulanz, das in zwei kleinen Gruppen tiefenpsychologisch supervidiert wird.

Unsere Mitarbeiterinnen und Mitarbeiter sind unser größter Rückhalt. In unserem von intensiver Begegnungsarbeit geprägten Kontext entstehen häufig Konflikte. Solche Krisensituationen werden mit großem Respekt gemeistert: sowohl zwischen Patienten und Mitarbeitern im therapeutischen Team, Patientinnen wie auch Mitarbeiterinnen untereinander, mit Personen der Verwaltung und insbesondere den Kostenträgern. Die hierfür benötigte Energie, die für die damit verbundenen Emotionen und Affekte aufgebracht werden muss, erfordert von allen ein hohes Maß an Achtsamkeit. Die therapeutischen Teammitglieder sollen sich offen mitteilen können, auch über ihre Belastungsgrenzen, wenn sie sich überfordert fühlen.[1] Wenn es gelingt, dass selbst etwa über eigene Sympathiegefühle zu einem Patienten oder über Avancen von einer Patientin offen geredet werden kann, können solche privaten Empfindungen in die Arbeit mit den behandelten Personen zurückgeführt und dort genutzt werden. Das führt dann z. B. dazu, dass sich auch die Patienten auf einen intimen Dialog einlassen.

Zeigt sich eine unserer Fachkräfte am Rande der psychophysischen Belastbarkeit, liegt es in der Verantwortung der Leitung, dies durch ihre Präsenz zu erfassen und gegebenenfalls anzusprechen. Manchmal reicht es schon aus, zu signalisieren, dass man achtsam wahrnimmt, wie es der anderen Person ergeht. Die Leitung sollte außerdem die erforderliche Hilfestellung im Team oder auch extern

1 Gemäß der Grundregel aus der themenzentrierten Interaktion nach Ruth Cohn »Störungen haben Vorrang« werden die Patientenbesprechungen mittags zu einer Teambesprechung umgewandelt, wenn ein Mitglied erkennbar etwas Eigenes mitteilen und durcharbeiten möchte.

ermöglichen. In der Hilfe sollte offen bearbeitet werden, was zur Erschöpfung beiträgt, ob berufsbezogene oder private Belastungen, ist dabei irrelevant. So zu tun, als ob alles im Lot sei, führt eher in die Erschöpfung hinein als heraus.

4 Übergabe der Leitung des Familienunternehmens als familiendynamischer Prozess

Ende 2013 kam unser Sohn aus der Schweiz zurück, wo er gemeinsam mit seiner Familie zehn Jahre gelebt und sich in mehreren medizinischen Fachbereichen hatte ausbilden lassen. In unserer Klinik begann er zunächst als Assistenzarzt der Psychosomatischen Medizin und klärte für sich, inwieweit die Tätigkeit in unserem Bereich seinen Entfaltungsvorstellungen entsprach. Nach Ablauf von zwei Jahren entschied er sich, die Nachfolge anzutreten, wollte aber zunächst noch oberärztliche Verantwortung übernehmen. Damit war klar, dass er einmal die Chefarztposition und Klinikleitung übernehmen würde.

Dieser längere Entscheidungs- und Umsetzungsprozess ermöglichte es dem therapeutischen Team, sich neu zu formieren. Eine Oberärztin, die sich bei uns sehr engagiert und ambitioniert eingebracht und sowohl in der Klinik und Tagesklinik sowie auch in der Ambulanz Erfahrungen gesammelt hatte, nahm in einer anderen Privatklinik eine Chefarztposition an, die ihr angeboten worden war. Später kündigte noch eine altgediente Krankenschwester. Im Wesentlichen waren es diese beiden personellen Veränderungen, die in einen unmittelbaren Bezug gesetzt werden können zur neuen Leitungsperspektive.

Auf verschiedenen Ebenen wurden und werden viele Gelegenheiten genutzt, diesen Übergang durch regelmäßige interne Reflexionen und externe Supervisionen sehr bewusst zu vollziehen. Es wurde und wird für alle zu einem Lernen an uns, wie sich Veränderungen im

System auf den Einzelnen und das System auswirken. Doch nicht nur das institutionelle System war zu beobachten, auch die hiermit verbundenen Umbrüche in den Familien der Gründer und der Nachfolger waren und sind Gegenstand der permanenten Reflexion, verändert/e sich doch für alle viel. Seit der Übergabe an seinen Sohn ist der Gründer und frühere Chefarzt aller klinischen Aufgaben und Verantwortung entbunden und arbeitet nur noch in der Ambulanz.

Ein Jahr nachdem unser Sohn die Leitung der Klinik übernommen hatte, wurde unser Schwiegersohn ihr Geschäftsleiter. Er hatte schon seit 2004 mitgearbeitet. Auch auf diese Veränderung bereiteten wir uns insbesondere im Leitungsteam intensiv vor, ebenfalls begleitet von externer Supervision.

Die kritische Umbruchphase überstand die Klinik unbeschadet, und die Weiterentwicklung ist schon angepackt. Im Herbst 2019 eröffneten die Nachfolger die Privatklinik Merbeck, Klinik für Psychosomatik und Psychotherapie mit dem Schwerpunkt chronischer Schmerz. Das Konzept der Röher Parkklinik mit ihrem interdisziplinären Team wird auch in der neuen Klinik umgesetzt.

Rückblickend hat sich der bewusst reflektierte Umgang mit dem Prozess der Übergabe unter Einbeziehung des gesamten Klinikteams als ebenso glücklich erwiesen wie der Einstieg in die Arbeit 1996 durch intensive Teambildungsarbeit.

4.1 Kontinuität und Übergabe

Die Übergabe der Klinik an die nächste Generation ist nach 21 Jahren vollzogen. Für Kontinuität im Betrieb sind gute Voraussetzungen geschaffen. Nach langem Ringen unter Einbezug aller sechs Kinder wurde ein Konstrukt geschaffen, das dem individuellen Risiko, der hohen Verantwortung und immensen Arbeit der neuen Chefs und

Unternehmenseigentümer/-innen sowie den Interessen der vier weiteren ebenfalls erbberechtigten Kinder der Gründer gerecht wird. Somit herrscht eindeutige Klarheit für die nachfolgende Generation. So leicht sich dieses Ergebnis nun niederschreiben lässt, so intensiv war um diese Lösung vorab gerungen worden. Der weitere Fortbestand der Klinik als Familienunternehmen ist aktuell gesichert.

Nach der Übergabe übernimmt der alte Chef keinerlei therapeutische Funktion mehr in Klinik und Tagesklinik. Er arbeitet noch einige Stunden in der Woche in der Ambulanz und führt schwerpunktmäßig Voruntersuchungen wie auch einzelne ambulante Psychotherapien durch. Einmal pro Woche spricht er einzelne Behandlungsfälle mit dem klinischen Assistententeam durch. Im Leitungsteam der Verwaltung sitzen die ehemalige und die aktuelle Leitung heute noch einmal pro Woche zusammen. So können alte und neue Erfahrungen ausgetauscht werden. Die Entscheidungen und die Verantwortung liegen dabei eindeutig in den Händen der neuen Chefs.

4.2 Ein Change-Prozess findet in allen Subsystemen statt

Die erstaunlichste Entwicklung seit Gründung der Klinik fand in ihrer Belegung statt. Die neuen Führungsköpfe blicken nach der Übergabe auf fast anderthalb Jahre nahezu Vollbelegung zurück. Alle Spannungen, die sich in den Auseinandersetzungen darüber, wie wir den Übergang gestalten können, aufgebaut hatten, sind verschwunden, und die neuen Chefs setzen mit Schwung das Werk fort. Dass der alte Chef, obwohl noch in der Ambulanz tätig, nicht mehr an Teamgesprächen und den Mittagsbesprechungen teilnimmt, war anfänglich sehr ungewohnt. Doch Vater und Sohn (und gleichzeitig Nachfolger) realisieren diesen Übergang einvernehmlich und strikt: Der alte Chef steht als Ansprechpartner für die Mitarbeiterschaft nicht mehr zur Verfügung – ein wichtiger Punkt im Übergang, der entsprechend auch relativ reibungsarm verläuft (s. z. B. von Schlippe, 2012). Auch der Übergang in der Geschäftsführung, der lange vorher bekanntgegeben worden war, verläuft recht reibungslos. Die ehemalige Leiterin unterstützt den neuen noch tatkräftig und respektiert ihn in seiner Verantwortung und als Vorgesetzten.

Welche Änderungen gab es in der Klinik außerdem? Nach dem Weggang einer Oberärztin und einer Krankenschwester wurden nach über zwanzig Jahren aus Altersgründen Mitarbeiterinnen verabschiedet. Die Qualität des Essens wurde von einem neuen Küchenchef auf ein höheres Restaurantniveau umgestellt. Der endgültige Ausstieg der früheren Geschäftsführerin wird durch personelle und inhaltliche Veränderungen vorbereitet.

4.3 Aus Fehlern gelernt

Die Entscheidung, eine zweite Klinik zu gründen, schuf für die nachfolgende Generation ein neues eigenes Betätigungsfeld, dem sie sich mit Unterstützung desselben Steuerberatungsbüros, das seit der Übernahme der GmbH 2005 für diese tätig war, stellen. Einen Fehler hat die jüngere Generation von vornherein vermieden: Das erforderliche Marketing für die neue Klinik wurde frühzeitig auf den Weg gebracht. Eine eigene Fachkraft wurde hierfür angestellt. Die neue Einrichtung wird ein eigenes Gepräge bekommen, ihre eigene Kultur entwickeln, eigene Schwerpunkte setzen und keine Kopie der ersten werden. Mit dem meines Erachtens gut abgeschlossenen Generationenübergang ist die Grundlage dafür geschaffen, dass die Klinik als transgenerationales Projekt ein Familienunternehmen bleiben kann.

Literatur

Anderson, H., Goolishian, H. (1992). Der Klient ist Experte: Ein therapeutischer Ansatz des Nicht-Wissens. Zeitschrift für systemische Therapie, 10 (3), 176–189.

Bauer, J. (2005). Das Gedächtnis des Körpers. Wie Beziehungen und Lebensstile unsere Gene steuern. München/Zürich: Piper.

Becker, P. (2006). Gesundheit durch Bedürfnisbefriedigung. Göttingen: Hogrefe.

Bowlby, J. (2006). Bindung. München: Reinhardt.

Buber, M. (2014). Der Weg des Menschen nach der chassidischen Lehre. München: Random House.

Bundesärztekammer (2003). (Muster-)Weiterbildungsordnung 2003. In der Fassung vom 23.10.2015. Zugriff am 19.11.2019 unter https://www.bundesaerztekammer.de/fileadmin/user_upload/downloads/pdf-Ordner/Weiterbildung/MWBO.pdf

Ciompi, L. (2002). Gefühle, Affekte, Affektlogik. Wiener Vorlesungen. Wien: Picus.

Dörner, K., Plog, U., Bock, Th., Brieger, P., Heinz, A., Wendt, F. (Hrsg.) (2019). Irren ist menschlich – Lehrbuch der Psychiatrie und Psychotherapie (25. Aufl.). Köln: Psychiatrie-Verlag.

Geuenich, K. (2012). Akzeptanz in der Psychoonkologie. Therapeutische Ziele und Strategien. Stuttgart: Schattauer.

Geuenich, K. (2013). Achtsamkeit und Krebs. Hilfen zur emotionalen und mentalen Bewältigung von Krebs. Stuttgart: Schattauer.

Grawe, K., Donati, R., Bernauer, F. (1994). Psychotherapie im Wandel. Von der Konfession zur Profession. Göttingen: Hogrefe.

Hagemann, W. (2003). Burnout bei Lehrern – Ursache, Hilfen, Therapien. München: Beck.

Hagemann, W., Geuenich, K. (2009). Burnout-Screening-Skalen I und II (BOSS). Göttingen: Hogrefe.

Hilpert, H. (1983). Über den Beitrag der therapeutischen Gemeinschaft zur stationären Psychotherapie. Zeitschrift für Psychosomatische Medizin und Psychoanalyse, 29 (1), 28–36.

Jones, M. (1976). Prinzipien der therapeutischen Gemeinschaft. Soziales Lernen und Sozialpsychiatrie. Bern: Huber.

Luban-Plozza, B., Otten, H., Petzold, E. R. (1998). Grundlagen der Balintarbeit. Beziehungsdiagnostik und Beziehungstherapie. Stuttgart: Bonz.

Luhmann, N. (2000). Organisation und Entscheidung. Wiesbaden: Westdeutscher Verlag.

Mahnkopf, A., Dia, M.-L., Fröhlich, J., Fuchs, G., Röhrig, A. (1998). Das Reflektierende Team in der Suizidkonferenz. Eine Methode zur Unterstützung betroffener Teams nach Patientensuiziden während stationärer psychiatrischer Behandlungen. In J. Hargens, A. von Schlippe (Hrsg.), Das Spiel der Ideen. Reflecting Team und systemische Praxis (S. 73–90). Dortmund: Borgmann.

Kriz, J. (2014). Grundkonzepte der Psychotherapie (7., überarb. und erw. Aufl.). Weinheim: Beltz.

Schlippe, A. von (2012). Psychologische Aspekte der Unternehmensnachfolge: ambivalente Nachfolgesysteme. Familienunternehmen und Stiftungen, 5, 170–175.

Schlippe, A. von, Schweitzer, J. (2019). Gewusst wie, gewusst warum – die Logik systemischer Interventionen. Göttingen: Vandenhoeck & Ruprecht.

Schweitzer, J., Schlippe, A. von (2014). Lehrbuch der systemischen Therapie und Beratung. Band II: Das störungsspezifische Wissen (3. Aufl.). Göttingen: Vandenhoeck & Ruprecht.

Selvini Palazzoli, M. S., Cirillo, S., Selvini, M., Sorrentino, A. M. (1996). Die psychotischen Spiele in der Familie. Stuttgart: Klett-Cotta.

Sparrer, I. (2014). Wunder, Lösung und System: Lösungsfokussierte Systemische Strukturaufstellungen für Therapie und Organisationsberatung. Heidelberg: Carl-Auer.

Uexküll, Th. von, Wesiack, W. (2003). Psychosomatische Medizin – Modelle ärztlichen Denkens und Handelns. Hrsg. v. R. H. Adler, J. M. Herrmann, K. Köhle, O. W. Schonecke, Th. von Uexküll, W. Wesiak. München: Urban & Fischer.

Dank

Mein Dank gilt 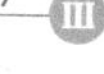

- meiner Familie, die mir stets den emotionalen Rückhalt für den Aufbau und die Führung der Klinik gegeben hat,
- meiner Frau, die die Geschäfte der Klinik, das Personalwesen und vieles mehr dreizehn Jahre geführt hat,
- meinem Sohn und meinem Schwiegersohn, die beide mit mir gemeinsam viele Jahre die Co-Leitung und Gestaltung der Klinik übernommen hatten – heute tragen sie die volle Verantwortung,
- allen Personen des therapeutischen Teams, die sich stets auf die Suche nach dem individuell richtigen Weg für die Patientinnen und Patienten sowie das Wohl des Ganzen gemacht haben,
- allen, die das Vertrauen aufgebracht haben, mit uns eine therapeutische Gemeinschaft zu bilden,
- allen externen Supervisoren, die uns mit Rat und Tat zur Seite gestanden haben,
- den Mitarbeitern aus Verwaltung, Küche, Reinigung, Hausmeisterei etc., die uns zuverlässig eine sehr schöne Umgebung gestaltet haben,
- Arist von Schlippe, der mich ermutigt hat, unser Konzept aufzuschreiben und der meine aus der Praxis abgeleitete Konzeptbeschreibung durch viele passende Literaturangaben ergänzt hat.

Der Autor

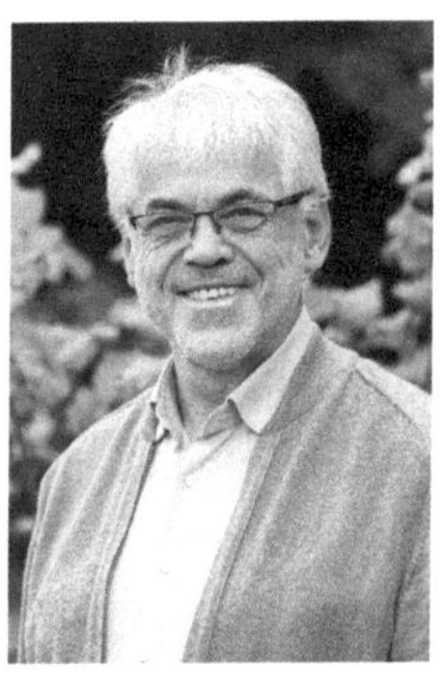

Dr. med. Wolfgang Hagemann hat nach seinem Studium 1978 zunächst eineinhalb Jahre in der Gynäkologie gearbeitet, bevor er seine Psychiatrie- und Psychotherapieweiterbildung absolvierte. 1985 ließ er sich in freier Praxis nieder. Nach Abschluss der Weiterbildung in tiefenpsychologisch fundierter Psychotherapie bei Ulrich Rosin bildete er sich in systemischer Familientherapie bei Ernst Petzold weiter. Für die Ärztekammer Nordrhein und später auch für die Ärztekammer Niederösterreichs bildete er Ärztinnen und Ärzte in systemischer Familientherapie weiter. 1996 gründete er die Röher Parkklinik, eine private Klinik und Tagesklinik für Psychosomatik, Psychiatrie und Psychotherapie, die er bis Ende 2017 als Chefarzt und ärztlicher Direktor leitete. Er ist Balintgruppenleiter und rief die Aachener Initiative Psychosomatiktage mit ins Leben. Die von ihm gegründete Klinik ist Mitglied in der Deutschen Gesellschaft für Systemische Therapie (DGSF).